100세 건강의 비밀
근육혁명

100세 건강의 비밀
근육혁명

국일미디어

100세 건강, 근육이 결정한다

인류의 영원한 숙제, 무병장수의 꿈은 화성에 사람을 보내는 지금 21세기에도 여전히 유효합니다. 단순히 병이 없는 수준을 넘어서, 건강하게 오래오래 사는 것이야 말로 궁극의 목적인 것이지요. 건강한 삶을 영위하는 많은 방법이 잘 알려져 있습니다. 충분한 영양 섭취하기, 식품첨가물이 많은 인스턴트 음식 피하고 건강에 좋은 음식 골라 먹기, 스트레스 멀리하기, 꾸준히 운동하기 등 많은 방법이 있지만, 그 중 우리는 근육운동에 대해 주목해야 합니다.

근육운동이라고 하면 젊은 보디빌더 남성들의 울퉁불퉁한 몸매나 단거리 육상 선수들의 탄력 넘치는 다리가 떠오릅니다. 하지만 그것은 근육운동의 일부입니다. 근육이란 보디빌더나 운동선수에게만 필요한 것이 아니라 우리 모두에게 필요한 것입니다. 특히 나이가 들수록 더욱 중요한 것이 근육입니다.

근육은 단순히 팔다리의 움직임이나 파워에만 연관이 있는 것이 아니라, 에너지원을 저장하고 저장된 에너지원을 이용하여 신체에 필요한 에너지를 생산하는 역할을 합니다. 바른 자세를 유지하게 하고, 멋진 몸매를 유지하게 하기도 합니다. 나이가 들면서 근육이 감소하는 근감소증에 걸리면 여러 가지 건강상의 문제가 발생합니다. 근육의 기능을 유지하고 향상시키는 것은 무병장수의 꿈을 이루는 데 매우 중요합니다.

이 책에서는 바로 이 '근육'에 대해서 넓고도 자세히 다루었습니다. 총 다섯 개의 PART로 나누어 구성하였습니다.

PART 1에서는 건강하게 오래 사는 것의 의미에 대해서 개괄적으로 짚어 봤습니다. 나이가 들어가면서 신체기능이 전반적으로 떨어지고 근육의 기능도 함께 감소하는데, 이는 건강한 삶을 지속하는 데 심각한 위협이 될 수 있습니다. 근육 기능을 회복, 유지하는 것은 삶의 질 향상 측면에서 중요할뿐더러, 기본적인 체력과 멋진 몸매를 위해서도 필수적이라는 사실을 강조하였습니다. 운동의 좋은 점과 주의할 점에 대한 간략한 설명도 포함되어 있습니다.

PART 2는 근감소증에 대해 좀 더 자세히 살펴보았습니다. 근감소증은 무엇이고, 어떻게 진단하고 치료할 것인지 의학적인 측면에서 다루었습니다. 근감소증이 유발시킬 수 있는 여러 건강상의 문제를 살펴보고, 이를 극복하는 방법에 대해 설명하였습니다.

PART 3부터 PART 5까지는 근육을 키우는 운동에 대해 본격적으로 다루었습니다.

PART 3에서는 자전거, 걷기, 수영, 등산 등 우리가 쉽게 접할 수 있는 운동 중심으로 각각의 운동이 가지는 특징, 운동 효과, 주의점 등에 대해 다루었습니다. 똑같은 운동을 하더라도 왜 하는지, 어떤 효과가 있는지, 어떤 점을 주의해야 하는지 등을 알고 하면 보다 안전하면서도 즐겁고 효과적인 운동이 되리라 생각합니다.

통증을 이기는 운동방법에 관해서는 PART 4에서 다루었습니다. 목, 어깨, 허리, 무릎, 발목 등 여러 관절에 생길 수 있는 질병과 이와 연관된 통증에 대해 설명하였고, 이를 어떻게 극복할 수 있는지 운동방법을 설명하였습니다. 운동방법은 글이나 그림으로는 설명이 충분하지 않는 경우가 있습니다. 정확한 동작을 소개하고자 전문 모델의 시범 동작 사진과 함께 동영상 QR을 실었으니 독자 여러분도 쉽게 따라할 수 있을 것입니다.

PART 5에서는 비만, 대사증후군, 갱년기, 골다공증 등에 대한 설명과 함께 그 환자가 어떤 근육운동을 하면 좋을지를 설명하였습니다. 실제 내원한 환자들의 통증과 그에 따른 운동처방을 소개하여 근육운동으로 만성질환을 치유한 과정을 생생하게 전달하였습니다.

저희 인제대학교 서울백병원 스포츠메디컬센터는 다른 대학병원에서는 볼 수 없는 진료 및 치료시스템을 가지고 있습니다. 진료실에서 막연하게 "운동하세요~"라고 말하는 의사들과 달리 저희 센터에서는 어떤 운동을 어떻게 해야 하는지 동작을 하나하나 가르치고 실생활에 적용할 수 있도록 지도해 줍니다. 정형외과 수술을 마친 환자들의 수술 후 기능회복치료도 우리 센터의 자랑입니다. 수술을 집도한 정형외과 교수진과 운동을 지도하는 치료사들이 긴밀한 소통을 통해 환자 개개인에 맞게 기능회복치료를 제공합니다.

십수년 동안 우리 센터를 찾아 주셨던 수많은 환자를 치료하면서 쌓아왔던 다양한 지식들을 글로 적었습니다. 딱딱한 의학서적식의 나열을 탈피하여, 환자들이 실제로 궁금해 하는 것을 위주로 구성하려고 노력하였습니다.

이 책은 2022년 1월에 방영되었던 'EBS 명의, 근육 부자가 진짜 부자' 프로그램을 본 국일미디어의 기획과 제안으로 집필하기 시작하였고, 이 프로그램에 출연하였던 저희 센터 멤버들이 집필진으로 참여하였습니다. 그동안 어려운 여건 속에서도 환자들을 치료하느라 온 힘을 기울여온 우리 '어벤져스' 멤버들과 함께 이 책을 발간하게 되어 무척 기쁩니다.

약물이나 주사, 수술만으로는 해결할 수 없었던 다양한 근골격계 통증 환자들을 체계화된 운동과 기능회복치료를 통하여 치료했던 노하우들을 이 책에 고스란히 담았습니다. 아무쪼록 이 책을 통해 많은 분이 도움을 받았으면 좋겠고, 근육운동을 열심히 하여 몸과 건강을 지키시길 바랍니다.

대표저자 **하정구**

CONTENTS

PART 내 몸과 근육을 알아야 건강이 보인다 _ 하정구

PART **2** **나도 모르게 근육이 빠지고 있다** _ 정규성

PART **3** ## 여가운동으로 근육 키우기 _ 공두환

PART **4** ## 근육운동으로 통증 해결하기 _ 김진성

PART 5 근육운동으로 만성질환 관리하기 _ 최문영

1

내 몸과 근육을 알아야 건강이 보인다

하정구

일상생활을 하는 데 있어 근력과 근지구력은 가장 기본이 되는 체력 요소입니다. 근감소증을 치료하고 예방하기 위해 가장 중요한 건 근력운동입니다. 근력운동은 줄어드는 근육을 유지하고 힘을 강하게 만드는 운동입니다. 지치지 않는 체력을 갖고 싶다면 몸에 좋다는 보신탕, 보약, 산해진미보다 꾸준한 근육운동을 하는 것이 더 확실한 방법입니다.

지금은
백세시대!

100세까지 오래오래 사세요~

할머니 생신잔치날, 초등학생인 증손녀가 축하 인사를 드렸습니다. 그런데 흥겨웠던 잔치 분위기가 순식간에 얼어붙었습니다. 알고보니, 할머니의 100세 생신잔치였던 것입니다.

수 년 전에 인기를 끌었던 TV 광고 한 장면입니다. 먼 미래의 희망사항인 것만 같았던 백세시대가 이제는 현실로 다가온 듯 합니다. 2020년에 발표된 통계청의 자료에 의하면 한국인의 기대여명은 83.5세라고 합니다. 지금 태어난 아이가 평균 83.5세까지 살게 된다는 이야기입니다. OECD발표자료에 의하면 2040년에는 기대여명이 85.5세가 되는데, 이는 세계 6위에 해당하는 수치라고 합니다. 주변에서도 이제 90세 넘는 노인들을 어렵지 않게 볼 수 있습니다. 정말 백세시대가 맞는 것 같습니다.

오래 살고 싶어하는 욕망, 나아가서는 죽고 싶지 않은 불로장생의 욕망은 동서고금을 막론하고 인류의 영원한 바람이었습니다. 인류 최초의 영웅담으로 알려진 메소포타미아 신화 길가메시 서사시에서도 불로초를 찾는 영웅의 이야기가 나옵니다. 친구의 죽음을 눈앞에서 목격한 후 죽음을 이겨내기 위해 불로초를 찾아 나선다는 내용이지요. 죽음의 문턱을 여러번 넘나드는 우여곡절 끝에 결국 불로초를 얻게 되긴 하지만, 잠깐의 실수로 결국 뱀에게 빼앗겨 버리고 맙니다.

불사의 아이콘 중국 진시황은 불로장생의 약을 찾아 세계각지로 신하를 보냈습니다. 세계 각지에서 구해온 불로장생의 약을 먹고 영원히 살 줄로만 알았던 그는, 불사의약으로 믿고 먹었던 수은의 중독 증상으로 인해 결국 50세의 나이로 생을 마감하게 됩니다. 혼자 죽기는 억울했던지 흙으로 만든 수천의 병사를 자신과 함께 무덤에 매장함으로써 끝내 이루지 못한 영생의 한을 달랬습니다.

진시황은 100세까지만 살아도 소원이 없겠다고 생각했을지 모르겠지만, 지금은 100세까지 사는 게 그리 진귀한 일이 아닌 것이 되었습니다. 대륙의 모든 백성을 벌벌 떨게 하던 막강한 권력자였던 그도 이루지 못한 백세인생을, 우리시대 필부들이 누리게 된 것이지요.

이제는 100세까지 사는 게 문제가 아니라, 어떻게 사느냐가 문제인 시대가 되었습니다. 내 팔로 움직이고, 내 다리로 걸으며 건강하게 살지 않으면 오래 살아야 무슨 소용이겠냐며 열심히 운동하며 건강 유지에 힘쓰는 어르신들이 부쩍 많아졌습니다.

인간이 인간답게 삶을 영위한다는 건 어떤 것일까요? 일찍이 매슬로우(Maslow) 라는 학자는 인간의 다섯 가지 욕구 단계에 대해 정의한 바 있습니다. 생리적 욕구, 안전적 욕구, 사회적 욕구, 존경 욕구, 자아실현 욕구가 바로 그것입니다. 인간다운 삶을 누리기 위해서는 이러한 욕구들이 동시에 충족되어야 한다고 강조합니다. 의식주에 대한 기본 욕구를 충족하는 것만으로는 인간다운 삶을 충분히 누리고 있다고 보기는 부족하며, 사회적인 관계를 맺고 다른 사람들에게 존경을 받으며 스스로의 이상을 실현하는 자아실현의 욕구가 충족되어야 한다는 것입니다. 이러한 복합적인 인간의 욕구를 충족하기 위해서는 활동이 전제되어야 합니다. 원하는 곳으로 원하는 시간에 이동하여 원하는 활동을 해야만 인간의 기본적인 욕구를 충족할 수 있는 것이지요.

백세시대에 사는 우리들. 이제는 얼마나 오래 사느냐가 아니라 얼마나 건강하고 행복하게 오래 사느냐를 고민해야 할 때가 되었습니다.

02

지금 당신의 몸은 건강하십니까?

지금 이 책을 읽는 독자 여러분은 본인의 몸 건강을 유지하기 위해 얼마나 많은 시간과 노력을 기울이시나요?

많은 분이 건강을 위해 수많은 건강 정보를 얻고, 몸에 좋다는 온갖 음식과 영양제를 챙겨 먹습니다. 세상에는 남자에게 좋고, 여자에게 좋고, 어린이에게 좋고, 노인에게 좋고, 수험생에게 좋고, 갱년기 여성에게 좋은 음식들이 넘쳐납니다.

아무리 특별하게 건강을 챙기지 않고 지내던 사람이라도 나이가 들고 한두 번 병을 앓고 나면 건강에 관련한 것들을 챙기게 됩니다. 매년 건강검진을 꼬박꼬박 받고, 조금만 이상신호를 느껴도 병원으로 달려가 관련 검사를 받을 뿐 아니라 혹시 오진이 아닌지 의심스러워 병원을 몇 군데씩 다니면서 진료를 받는 사람도 있습니다.

건강검진의 목적은 무엇일까요? 건강검진의 목적은 사망률을 줄이는 것입니다. 우리 국민에게 많이 생기는 병, 그 중에서도 목숨을 위협하는 병을 선정하여 그 병을 미리 발견하여 조기에 치료하려고 하는 것이 건강검진의 주 목적입니다. 40대가 넘어서면 위암의 발생율이 높아지기 때문에 2년에 한 번씩 위내시경을 필수적으로 받도록 권고하는 것이고, 가슴 엑스레이는 폐암을, 자궁경부검사는 자궁경부암을, 유방초음파나 유방검사는 유방암을 조기에 발견하기 위한 것입니다. 암 치료법이 아무리 발달했다고 해도 조기에 발견해서 치료하는 것이 제일이기 때문입니다.

위내시경을 꼬박꼬박 받았는데도 위암이 진행된 채로 발견되어 몇 년 안 가 사망하였다는 안타까운 이야기를 종종 접하곤 합니다. 2년에 한 번씩 하지 말고 1년에 한 번씩 했으면 그 사람은 조기에 발견하여 사망에까지 이르지 않을 수도 있었을 것입니다. 아예 그러지말고 한 달에 한 번씩 하면 어떨까요? 우리나라 위암사망률은 제로에 가깝게 낮아질지도 모릅니다. 하지만 그건 실효성이 없는 이야기입니다. 국가 정책은 가장 적정한 비용으로 효과적인 결과를 내기 위해 만들어지는 것입니다. 비유하자면, 성긴 그물로 걸러내는 겁니다. 좀더 촘촘한 그물로 걸러내면 효과는 더 좋겠지만, 어마어마한 비용이 들 것이고 과연 사람들이 그 방침을 잘 따를지도 의문입니다.

어쨌든 성긴 그물이 조금 불안하다고 느끼는 사람들은 개인이 자신의 비용을 지출하여 개인종합검진을 받습니다. 부모님께 효도의 선물로 자녀들이 예약하여 검사를 하기도 하고, 어떤 개인적인 계기가 있어서 큰 맘먹고 이런 저런 검사를 하여 자신의 건강을 챙기는 경우가 점점 많아지고 있습니다.

이렇게 건강을 챙기기 위한 다양한 노력들이 대한민국의 평균 수명을 점차 올리고 있는 것입니다. 하지만 뭔가 부족한 느낌을 지울 수 없습니다. 건강검진을 통해서 별다른 이상은 없다고 들었고, 남들 다 있는 고혈압 당뇨 정도는 약을 먹으며 잘 관리하고 있는데, 본인은 그리 건강하다는 느낌도 들지 않고 내 건강이 잘 관리되고 있다는 느낌도 들지 않는 경우가 많이 있습니다. 무엇이 문제일까요?

건강검진에서 보이는 결과들은 질병이 있고 없고의 정도만 알 수 있습니다. 질병이 생길 때 나타나는 몸의 이상 신호를 혈액검사, 소변검사, 방사선검사, 심전도검사 등의 결과를 통해 발견해 내어 건강의 이상 여부를 판단하는 것입니다. 실제로 그 사람이 어떠한 생활을 하는지, 어떤 활동이 가능하고 불가능한지 등의 여부는 알 수 없습니다. 온갖 몸에 좋다는 음식과 약을 먹고, 수백만 원을 호가하는 최첨단 검사를 받고, 대한민국 최고의 명의를 만나 진료를 받아도 내 몸의 건강 상태를 온전히 알기는 어렵습니다. 분명, 질병이 없다는 것과 건강하다는 것은 확연한 차이가 있기 때문입니다.

사람마다 다 건강에 대한 기준이 다르기 때문에 누구는 큰 병이 없으면 건강하다고 말하고 누구는 조금만 컨디션이 좋지 않아도 건강하지 않다고 말합니다. 과연 나는 건강한가? 이 질문에 대한 정답은 없지만 이 질문을 생각하면서 나의 건강에 대해 생각해 보는 시간을 갖기 바랍니다.

오래 사는 것보다
중요한 것은
건강하게 사는 것

장수 자체가 좋은 것만은 아니라는 것은 이제 상식이 되었습니다. 혈압, 당뇨, 각종 성인병 등을 조절하고, 암 치료법의 눈부신 발전으로 인해 사망률이 줄어들게 되면서 점차 평균 수명이 길어지고 있습니다. 하지만 질병이 없다고 해서 건강하다고 말할 수는 없습니다. 자신의 의지대로 혼자의 힘으로 신체를 움직이고 통증 없이 일상생활을 영위하지 않으면 삶의 질이 감소하고 살아도 사는 것 같지 않을 지도 모릅니다. 연세 드신 어르신들이 병원에 방문하여 입버릇처럼 말하는 '늙으면 죽어야지', '여기저기 안 아픈 데가 없어' 라는 말은 잘 새겨 들어야 할 것입니다.

매슬로우가 말한 인간의 다섯 가지 욕구 단계는 어떻게 사는 것이 인간다운 삶인가에 대한 하나의 답을 제시해 줍니다. 생리적 욕구, 안전적 욕구, 사회적 욕구, 존경 욕구, 자아실현 욕구, 이 다섯 가지의 욕구는 인간다운 삶을 누리기 위해서 필수적이며 순차적이 아닌 동시적으로 충족되어야 한다고 강조합니다. 안락사에 대한 사회적 관심의 증대, 연명치료 중단의 제도화 등도 이러한 측면에서 이해할 수 있을 겁니다.

1990년대 말 존 로(John Law)와 로버트 루이스 칸(Robert Louis Kahn)은 성공적 노화라는 것을 이야기했습니다. '질병이 없고 육체적 정신적으로 온전하며 사회적 관계를 잘 유지하는 것이 성공적 노화의 필수요건'이라는 것입니다.

건강하게 산다는 것, 바로 여기에 답이 있는 것 같습니다. 일단 질병이 없어야 합니다. 그리고 육체적으로 온전하면서 정신적으로 문제가 없고 사회적 관계를 유지해야 바로 건강하게 사는 것입니다.

나이가 들어가면서 흔히 생기는 병은 어떤 게 있을까요? 고혈압, 당뇨, 고지혈증 등이 바로 그것입니다. 절제된 음식 섭취, 꾸준한 운동, 스트레스 해소를 위한 여러 활동은 질병 예방을 위해 필수적입니다. 주기적으로 건강상태를 체크하여 질병이 커지기 전에 미리미리 적절한 조치를 받는 것이 중요합니다. 약물치료가 필요하면 적극적으로 약을 먹어서 질병 상태가 악화되지 않도록 관리해야 합니다.

질병이 없는 상태보다 한발 더 나아가 육체적으로 온전하다는 것은 일상생활에 통증이 없어야 하고, 최소한의 육체적 활동을 할 수 있어야 하며, 사회적 관계 유지를 위해 보행, 스포츠 및 레저활동, 여가 활동 등을 하는 것을 말합니다. 나이가 들면서 감소되는 신체기능을 유지하기 위해서 꾸준한 노력이 필요합니다.

동네 산책 정도라도 다닐 수 있으려면 허리나 무릎관절 등에 통증이 많지 않아야 합니다. 허리디스크나 척추관협착증이 있으면 허리가 아프고 다리가 저려서 오래 걷기가 힘듭니다. 무릎 퇴행성관절염이 있으면 걸을 때마다 무겁고 시큰거려서 제대로 걷기가 힘들지요. 허리 건강을 위해서는 바른 자세, 허리 근육운동 등이 필수입니다. 무릎관절염을 예방하기 위해서도 걷기운동이나 자전거, 수영 같은 운동을 꾸준히 하는 것이 매우 좋습니다. 어깨 통증이나 목 부위의 통증을 호소하는 경우가 많은데 이는 적절한 스트레칭, 근육운동으로 충분히 예방하고 치유할 수 있습니다. 목 부위의 통증은 좋지 않은 자세로부터 나오는 경우가 많으니, 좋은 자세를 유지하기 위해 노력하는 건 기본이겠지요.

사회적인 관계를 유지하는 것은 건강하게 살기 위한 필수 조건입니다. 종교단체, 친목단체, 여가 문화 스포츠단체 등에 속하여 꾸준히 교류를 해야 합니다. 자원봉사단체나 정당 이익단체 등에 참여하는 것도 이에 포함됩니다. 이러한 사회적 관계를 유지하는 것이 노인의 삶의 질과 직접적인 연관이 있다는 것은 이미 여러 연구를 통해서 잘 알려져 있습니다.

사회적 생활이란 무엇인가에 대해 어떤 학자는 "집에 틀어 박혀 있지 않고 밖으로 나와서 여러 사람과 교류를 하고 대화를 하는 것이다. 이를 실행하면 걸어다니는 전신운동을 하고 희노애락 등의 감정 기능이 활성화되며 생각하고 고민하는 정신기능을 자극한다"라고 말했습니다. 각 개개인의 노력도 중요하지만, 이러한 생활이 가능하도록 사회적인 차원에서 시스템을 마련하는 것도 중요하리라 생각합니다.

건강하게 사는 것은 생각만큼 간단해 보이지는 않습니다. 중요한 것은 건강한 삶을 영위하기 위해서는 다양한 측면에서 다양한 노력이 필요하다는 것입니다. 그렇다면 진정으로 건강한 삶을 살기 위해서는 어떤 노력을 해야 할지 더 자세히 살펴보도록 하겠습니다.

근육에 투자하자, 근육테크!

안정적인 노후 생활을 위해 미리부터 노후자금을 준비하는 사람이 많아졌습니다. 60세를 전후해서 은퇴하게 되면 30년 가량을 이전보다 훨씬 적은 수입으로 살아야 하기 때문입니다. 평균 수명이 길어지면서 은퇴 후 수입 없이 살아야 하는 기간도 길어지면서 노후 준비의 필요성은 점점 커지고 있습니다. 이에 부동산, 주식, 채권, 개인연금 등 다양한 금융 및 비금융 자산에 투자하여 은퇴 후에도 금전적인 걱정없이 지내기 위해 미리미리 준비하는 것입니다.

이처럼 우리 몸에도 투자를 해야 합니다. 나이가 들어서도 건강하게 살 수 있도록 미리미리 준비해야 합니다.

나이가 들면 여러 가지 신체기능이 떨어지게 됩니다. '예전 같지 않아', '마음은 20대인데 몸은…' 이런 말이 절로 나오게 됩니다. 사람이 나이가 들면 어떤 기능이 어떻게 떨어질까요?

　젊어서는 막대한 예비용량을 가진 폐도 나이가 들면서 탄성을 잃어갑니다. 20세부터 60세가 되기까지 매년 1퍼센트 정도로 호흡 능력이 줄어들게 됩니다. 대부분의 사람은 20대 초에 골격이 완전하게 성숙합니다. 30세에 골밀도가 최고가 되었다가, 30대 후반이 되면서 1년에 1퍼센트 정도로 뼈의 양이 줄어듭니다. 나이가 들수록 이 속도는 점점 빨라집니다. 맛을 느끼고 구별하는 능력도 20대 초부터 서서히 감소합니다. 30세가 넘으면 소화관에서 분비되는 소화액의 양이 줄고 소화하는 능력도 감소합니다. 나이가 들면 먹는 양이 줄어들고, 조금만 과식을 했다 하면 소화불량에 시달리는 이유가 바로 이 때문입니다. 해가 갈수록 대동맥을 비롯한 여러 굵은 동맥들의 벽에 지방이 축적되어서 혈관이 좁아지고 탄성을 잃게 됩니다. 심장이 무리하게 일을 해야만 온몸에 필요한 양의 혈액이 겨우 공급됩니다. 콩팥의 무게와 부피도 줄어듭니다. 40세가 넘으면 콩팥으로 가는 혈류량이 매 10년마다 10퍼센트씩 감소합니다. 40세부터는 몸의 면역기능도 줄어듭니다. 백혈구가 암이나 감염성 질환과 싸우는 능력이 이때부터 떨어지게 됩니다.

　성과 관련한 기능은 어떨까요? 20세에서 40세 사이의 남성은 자극을 받은 뒤 발기하기까지 약 3~5초가 소요되는 반면, 50세에서 89세 사이의 남성은 발기하기까지 약 10초에서 수분까지 소요됩니다. 젊은 사람은 사정의 욕구가 강하지만, 나이가 들수록 사정의 필요를 덜 느낍니다. 젊은 남성의 사정액은 30~60cm까지 솟구치지만, 나이든 남성은 8~13cm 정도만 움직입니다. 20세에서 40세 사이의 여성은 성적으로 흥분한 뒤 질 윤활액이 나오기까지 15~30초쯤 걸리는데, 50세에서 78세 사이의 여성은 1~5분쯤 걸립니다. 젊은 여성은 오르가즘 중에 질 수축이 1초 간격으로 8~12번쯤 반복하는데, 나이든 여성은 4~5번에 그치고 자궁 수축 과정에서 통증을 수반하기도 합니다. 40세에서 44세 사이가 되면 여성의 생식 능력은 젊을 때와 비교하여 35퍼센트로 감소하고 50세 이후에는 0퍼센트로 떨어집니다.

근육도 예외는 아닙니다. 40세 이후에 근육의 양은 매년 1퍼센트씩 감소합니다. 60세가 되면 중년일 때보다 근력이 20퍼센트가 떨어지고, 70세에는 40퍼센트가 떨어집니다. 젊어서 근육량을 많이 만들어 놓았다면 매년 1퍼센트씩 감소한다고 해도 나이 들어서까지도 웬만큼 근육량을 유지할 수 있겠지만, 그렇지 않았다면 심각한 상황에 이르게 됩니다.

근육량이 줄어드는 것을 그냥 노화과정의 하나로 생각할 일은 아닙니다. 2016년 9월 세계보건기구에서는 근육량의 감소 정도가 심한 상황을 하나의 질병으로 규정하고 '근감소증'이라 명명하였습니다. 근감소증이 생기면 사망률이 높아집니다. 거동하기가 불편해지고 당뇨, 고혈압, 심장질환, 뇌졸중 등 치명적인 성인병이 잘 생기고 치매도 잘 걸립니다. 사망하기 전까지 와병상태로 있는 기간이 길어지게 됩니다.

근감소증을 치료하고 예방하기 위해 가장 중요한 건 무엇일까요? 바로 근력운동입니다. 근력운동은 줄어드는 근육을 유지하고 힘을 강하게 만드는 운동입니다. 근력운동은 근육기능을 향상시킵니다. 걸음이 빨라지고, 계단을 잘 올라갈 수 있게 됩니다. 골프장에서 드라이버 비거리가 늘어나고, 볼링공을 더 힘차게 던질 수 있게 됩니다. 꾸준한 근력운동으로 근육의 양이 늘어나면 자세가 예뻐집니다. 활배근이 발달하면 구부정한 어깨가 반듯하게 펴지면서 자신감 있는 자세가 나옵니다. 엉덩이 근육이 발달하면 허리가 꼿꼿해지면서 옷맵시도 살아납니다. 근육은 우리 몸에서 칼로리를 소비하는 중요한 역할을 합니다. 근육량이 늘어나면 칼로리 소비 정도가 늘어나면서 지방의 비율을 줄일 수 있게 됩니다. 효과적인 다이어트에는 근육량의 증가가 필수적이라는 이야기이지요. 규칙적인 근력운동은 혈중 테스토스테론의 농도를 증가시키고 남성 갱년기를 극복하는 데 효과적입니다.

나이가 들어가면서 급격하게 줄어드는 근육의 양, 미리미리 근육량을 늘려서 노후를 대비하는 것이 좋겠습니다. 근육테크라고 이름을 붙인다 해도 무리는 아닐 듯 싶습니다. 건강한 노후를 위해서는 재테크만큼 근육테크가 중요합니다.

운동은
최고의 약이다

우리나라는 진료비가 비싸지 않기 때문에 병원 문턱이 낮습니다. 몸이 아파도 큰 부담없이 병원에 가서 진료를 받고 약을 먹거나 주사를 맞습니다. 진료실에 들어오는 60세 넘은 환자 중에서 당뇨, 고혈압, 고지혈증 약을 먹지 않고 있는 사람은 거의 찾아보기 힘들 정도입니다.

약을 처방해 드리려고 하면 먹는 약이 많아서 주저하는 분들을 쉽게 만나게 됩니다. 약을 안 먹을 수도 없고, 먹자니 너무 많고… 한숨을 내쉽니다. "혈압약을 먹고 있는데 관절염약과 같이 먹어도 되나요?", "당뇨약 먹고 있으니까 문제 생기지 않게 잘 지어주세요" 이런 말씀을 하는 분이 많습니다.

그런데 만약 고혈압 예방, 대장암 발생 감소, 유방암 발생 감소, 알츠하이머 예방, 관절염 예방, 척추디스크 예방 등에 효과가 매우 좋은 약이 있다면 어떨까요? 게다가 이 약은 돈이 들지도 않고 부작용도 매우 적다고 한다면요? 누구나 다 먹으려고 할 것입니다. 그런데 의외로 이 약을 먹지 않는 분이 많습니다. 이상하죠? 무슨 약이길래 그럴까요?

그 약은 바로 운동입니다. '운동이 약이다'라는 말을 들어본 적이 있으실 겁니다. 이는 그냥 듣기 좋으라고 하는 말이 아닙니다. 운동이 약이다(EXERCISE IS MEDICINE, EIM)라는 기치를 내걸고 실제로 진행되고 있는 사회적 운동이 있습니다. EIM은 2007년 미국스포츠의학협회(American College of Sports Medicine, ACSM)의 회장이던 로버트 살리스(Robert Salis) 씨가 주창하여 시작된 단체이자 일종의 사회운동입니다. 환자의 영양상태, 신체상태, 건강상태를 파악하고 그에 맞게 적합한 신체활동을 제안하자는 의도에서 시작되었습니다. 단순히 주장만 있는 것이 아니고, 실제 의사가 환자를 진료한 후 운동이 필요한 환자에게 적당한 운동을 처방하면, 그 처방된 내용을 바탕으로 환자가 관련 시설에 방문하여 운동을 지도받을 수 있도록 하는 시스템을 구축하였습니다. 우리나라에도 수 년 전부터 EIM시스템을 도입하고자 하는 움직임이 있고, 실제로 관련 내용을 정비하고 시스템을 마련하고 있습니다. 조만간 우리 주변에서 이같은 처방을 받아서 운동을 지도받을 수 있는 때가 오리라 기대해 봅니다.

운동이 실제 건강에 어떤 도움을 주는 걸까요? 운동이 가져오는 어마어마한 효과들은 수많은 연구를 통해 잘 증명되어 있습니다. 운동은 유방암으로 인한 사망률과 재발률을 낮추고, 대장암의 위험을 60%까지 낮춥니다. 알츠하이머로 진행될 수 있는 위험을 40%까지 낮춥니다. 심장질환과 고혈압의 유병률을 40%까지 낮추고, 뇌졸중의 위험을 27%까지 줄일 수 있습니다. 제2형 당뇨의 유병률을 58%까지 낮추는데, 제2형 당뇨를 치료하는 데 있어 약물치료보다 두 배의 효과가 있어 약물치료의 비용과 비교하여 보았을 때 1년간 1인당 2,250달러의 절약 효과가 있다고 합니다.

우울증을 효율적으로 감소시킬 수 있고, 우울증과 연관된 체중증가와 심혈관계 위험 등을 효과적으로 조절할 수 있습니다. 근력이 좀 더 좋은 성인들은 근력이 좀 더 낮은 성인들에 비해 사망률도 20%가 낮다고 합니다. 암으로 인한 사망률은 33% 낮출 수 있습니다.

운동의 효과에 대해 나열하다 보니 운동만 하면 아무 병에도 걸리지 않을 것 같은 착각까지 들 정도입니다. 이처럼 운동은 만병통치의 약입니다. 그것도 부작용 없고 가격도 싼 최고의 약입니다.

무조건 하는 운동은 독이다

운동이 만병통치의 약이라고 했는데 그렇다고 아무 운동이나 해도 되는 것은 아닙니다. 병명에 따라 다 다른 약을 처방하듯이 운동도 마찬가지입니다.

진료를 하다보면 "무릎관절이 아픈데, 걷는 운동을 해야 하나요 말아야 하나요?", "혈압이 높은데 운동을 어느 정도 해야 할까요?", "당뇨환자인데 저녁에 운동해도 괜찮을까요?", "천식이 있어서 많이 걸으면 숨이 차곤 하는데 운동을 하는 게 과연 좋은 건가요?" 등의 질문을 많이 받습니다.

나의 몸 상태에 따라 좋은 운동이 있고 피해야 할 운동이 있습니다. 운동이라고 누구에게나 다 좋은 것은 아니고, 또 몸이 아프다고 해서 무조건 운동을 피해서도 안 됩니다. 나에게 맞는 운동을 해야 합니다.

고혈압 환자, 아침 운동은 피해야

많은 사람이 아침 시간을 활용해 운동을 하는데 고혈압 환자는 아침 운동을 피해야 합니다. 오전 시간에는 혈압이 올라가기 때문에 운동을 피하는 것이 좋으며 식후에 바로 운동을 하는 것도 좋지 않습니다. 또한 가파른 산행이나 단체운동, 무거운 것을 드는 중량운동도 피해야 합니다. 강도가 너무 높은 운동은 맥박과 혈압을 과도하게 높일 수 있으며, 단체운동은 남의 운동 속도에 따라 무리하게 맞추다 보면 몸에 무리가 갈 수 있기 때입니다.

운동 시엔 심박수가 평소보다 빨라지는데 본인 최대 심박수의 50~60% 정도가 되는 수준으로 운동하는 것이 적당합니다. 최대 심박수는 220에서 본인의 나이를 뺀 숫자로 쉽게 구할 수 있습니다. 운동 중 스마트폰, 밴드를 이용하거나 직접 손목 맥박을 체크하면서 본인에게 적당한 운동 강도를 맞추는 것이 좋습니다.

당뇨 환자, 공복 상태 운동은 위험

당뇨병 환자에게도 운동이 권장되지만, 안전한 범위 내에서 해야 합니다. 당뇨 환자는 격렬한 운동 후 고혈당 및 케톤산증이 발생할 수 있습니다. 당뇨 환자는 저녁 늦게 운동하면 야간 저혈당 발생 위험이 높기 때문에 저녁 운동을 피해야 합니다.

그리고 공복상태에서는 운동을 피해야 합니다. 운동 2~3시간 전에 음식을 섭취한 뒤에 운동을 하는 것이 좋습니다. 그리고 운동을 마치고 2~3시간 후에 음식을 보충하는 것이 좋습니다. 저혈당 증상이 발생하면 즉시 탄수화물 음식을 먹어야 합니다. 소화에 문제가 있는 사람은 사탕, 꿀, 초콜릿, 주스, 과일 등의 단순당 형태로 섭취하는 것이 좋습니다.

무릎이 시원찮으면, 등산은 절대 금물!

한국인이 가장 많이 하는 레저활동은 뭘까요? 아마도 등산일 것입니다. 중년 이상의 비교적 나이가 많은 사람의 전유물처럼 여겨지던 등산이 최근에는 20~30대의 젊은 사람들에게도 인기가 많아졌습니다.

등산의 장점은 수없이 많습니다. 맑은 공기를 마시며, 좋은 경치를 감상하고, 가족이나 친구들과 유대관계를 넓힐 수 있습니다. 또한 도시 가까이에도 산이 많은 우리나라는 큰 비용과 시간을 들이지 않더라도 쉽게 즐길 수 있습니다. 하지만 등산은 무릎관절이 좋지 않은 분들은 꼭 피해야 할 운동입니다.

계단을 오르내리거나 비탈길을 오르내릴 때 무릎관절(특히 슬개골과 대퇴골 사이)에 가해지는 압력은 체중의 7~8배에 이릅니다. 우리 몸에 어떤 자극이 가해지고 손상이 생기면 저절로 치유가 되는 능력이 있는데, 같은 자극이 수시간 이상 반복되면 회복할 시간을 주지 않아서 손상이 빠르게 진행될 수 있습니다.

등산은 한번 산에 올라가면 그만큼 다시 내려올 수밖에 없습니다. 무릎이 아프고 몸이 아무리 힘들어도 계속 내리막길을 걸어야 합니다. 그러다보면 체중의 7~8배에 달하는 압력이 무릎관절에 계속 가해지므로 관절연골에 무리가 되는 것입니다. 젊은 사람이나 관절에 아무 문제가 없는 사람이라면 그 정도의 하중은 큰 문제가 되지 않지만 관절에 문제가 생기기 시작하는 40~50대의 사람들은 조심해야합니다. 젊었을 때만 생각하고 본인의 몸 상태를 고려하지 않은 채 등산을 하면 문제가 생길 수 있습니다.

등산은 보통 혼자 하지 않고 여러 사람과 같이 하므로 각자의 신체상태에 맞춰서 움직이기보다는 전체의 스케줄에 맞춰서 움직이게 되어 무리가 따를 수 있습니다. 등산을 할 때는 자신의 체력을 잘 안배해야 합니다. 산에 오를 때 40% 정도를 소모하고, 내려올 때 30% 정도를 사용하도록 조절을 하는 것이 좋습니다. 30% 정도의 체력은 비축해야 합니다. 체력이 저하될 때 부상의 위험이 커지므로 반드시 이를 지켜야 합니다.

등산 중에 울퉁불퉁한 길을 걷거나 바위나 큰 돌 등을 넘어가는 중에 삐끗하는 경우도 흔히 있는데 괜찮을 거라 생각하고 등산을 계속하면 하산 후에 붓고 통증이 심해질 수 있으니 조금이라도 다쳤다면 등산을 멈추어야 합니다.

등산화를 준비하여 미끄러지면서 생길 수 있는 부상위험을 차단하는 것이 좋고, 무릎관절을 보호하기 위해서 스틱을 사용하는 것이 좋습니다.

허리 디스크 환자, 예방 운동법부터

허리 주변의 근육을 강화하면 요통을 예방할 수 있지만, 이미 허리 디스크가 좋지 않은 사람은 운동할 때 주의해야 합니다. 윗몸일으키기 등을 과도하게 할 경우 허리 디스크에 가해지는 압력이 높아져서 기존의 디스크를 악화시킬 수 있고, 허리 관절에 무리가 되어 염증을 유발하고 통증으로 연결될 수 있습니다. 허리 통증시에 이를 예방하는 운동법에 관해 PART 4에서 설명했으니 참고하시면 좋겠습니다.

운동은 대부분 하지 않는 것보다 하는 것이 좋습니다. 운동을 할까 말까 고민하지 말고 하시기를 권합니다. 하지만 올바르지 않은 자세로 운동을 하는 경우 관절에 부담을 주게 되어 부상을 당할 우려가 있습니다. 갑작스럽게 운동의 강도나 빈도를 늘릴 경우 예기치 않은 부상을 당하게 됩니다. 자신에게 맞는 운동을 무리하지 않는 선에서 꾸준하게 하는 것이 중요합니다.

통증을 이겨내는
근육운동

하루 종일 컴퓨터 앞에 앉아서 일을 하는 직장인치고 어깨와 목뒤가 뭉쳐서 아프지 않은 사람이 없습니다. 하루 종일 서서 고객을 응대해야 하는 직원은 허리 통증을 호소하기 일쑤입니다. 날이 서늘해지면 무릎이 덩달아 시큰해지면서 계단을 오르내릴 때 무거운 느낌이 든다고 호소하는 어르신도 참 많습니다.

왜 통증이 생기는 걸까요? 팔다리 척추 등이 아픈 이유는 관절에 문제가 생겼거나, 관절과 관절 사이의 근육에 문제가 생겼기 때문입니다.

관절은 인대, 힘줄, 연골, 신경 등으로 구성되어 있는데, 그런 부분에 문제가 생겼을 경우에 통증 신호가 머리에 전달되는 것입니다. 관절염이 있으면 연골에 손상이 생기고 염증이 발생하는데 이때 발생하는 염증 물질들이 통증 신호를 보내게 됩니다. 무리하게 관절을 쓰거나, 불의의 사고를 당해 관절을 다치게 될 때도 인대나 힘줄이 손상이 되는데 이러한 손상이 통증으로 연결되는 것입니다.

우리 몸은 스스로 치유하는 능력이 있기 때문에 어느 정도는 회복을 하게 됩니다. 하지만 스스로 치유하기에 너무 큰 손상을 받거나, 손상 자체는 크지 않더라도 반복적으로 어느 한 부위에 충격이 누적되면 치유능력을 벗어나게 되어 통증을 유발하는 것입니다.

근육운동은 관절에 가해지는 부담을 줄여주는 효과가 있습니다. 관절의 연골이나 인대가 손상을 받은 상태에서 많은 힘이 가해지면 통증을 유발하게 됩니다. 하지만 주변의 근육이 튼튼하면 관절로 가해지는 힘이 줄어들면서 통증을 줄여주는 효과가 있습니다.

어깨 통증을 호소하는 분이 많은데, 어깨관절과 밀접한 연관이 있는 힘줄에 염증이 생기는 경우가 많습니다. 염증을 줄이는 주사를 맞고 약물 치료를 병행하게 되는데 이때 중요한 것이 어깨를 지탱하는 근육을 단련시키는 것입니다. 근육에 힘이 없으면 어깨 관절이 직접적으로 외부의 힘을 다 견뎌내야 하고 그때 통증이 발생하는 것입니다. 따라서 팔을 앞으로 들어올리는 근육, 팔을 옆으로 들어올리는 근육, 좌우로 회전시키는 근육 등을 꾸준히 단련시켜 주어야 어깨 통증에서 벗어날 수 있는 것입니다.

무릎관절의 통증도 마찬가지입니다. 쪼그려 앉는 동작이나 계단을 오르내리는 동작에서 시큰하고 무리한 통증이 오는 경우가 있는데, 허벅지의 근육 힘을 키우면 무릎으로 가는 하중이 줄어들어서 통증을 덜 느끼게 됩니다.

근육운동은 힘줄의 염증을 치료할 수도 있습니다. 테니스 엘보라고 불리는 외상과염은 팔꿈치 통증의 주범입니다. 손목을 손등 쪽으로 힘껏 젖히는 동작에서 팔꿈치에 통증이 생기게 되는데, 이는 손목젖힘근육의 힘줄에 염증이 생겨서 오는 질환입니다. 이 경우에 손목을 젖히는 근육운동을 지속적으로 해주면 힘줄의 병변이 치유가 되면서 통증이 줄어들게 됩니다.

여러 연구결과를 보면 근육운동은 8~12주 정도 할 경우에 효과가 있는 것으로 알려져 있습니다. 슬개골과 연결된 슬개건도 종종 염증이 생기는 힘줄 중의 하나입니다. 점프 동작을 많이 하는 농구나 배구 같은 운동을 지속적으로 하게 될 경우에 생긴다고 해서 jumper's knee라고도 불리는 질환입니다.

힘줄의 염증이라고 우습게 보면 안 됩니다. 슬개건염이 있는 경우 이 때문에 운동선수 생활을 그만 두는 경우가 45%를 넘는다는 외국의 보고가 있을 정도입니다. 슬개건염을 치료하는 가장 좋은 방법은 허벅지 근력 강화운동입니다. 허벅지 앞쪽에 있는 대퇴사두근을 신장시키면서 근력을 강화시키는 운동법이 슬개건염의 특효 치료법입니다. 이 부위 역시 12주 정도 운동을 꾸준히 하면 효과를 볼 수 있습니다.

한편으로는 근육운동을 할 때 분비되는 물질에 의해서 통증이 줄어들기도 합니다. 마이오카인이라는 물질이 바로 그것입니다. 이 마이오카인은 뇌성장을 도와주고 알츠하이머를 예방하는 역할, 근육 비대와 세포 및 혈관 생성을 조절하는 역할, 염증을 억제하는 역할, 대사 중 지방 산화를 촉진하는 역할 등을 합니다. 그 중 염증과 통증을 억제하는 기능도 중요한 역할 중 하나입니다.

만성 통증에 시달리는 현대인들, 꾸준한 운동을 통해서 근력을 회복하고 관절의 기능을 유지한다면 지긋지긋한 통증에서 벗어날 수 있습니다.

근력운동과
스트레칭

근력운동을 강조하다 보면 스트레칭의 중요성에 대해 지나치기 쉽습니다. 스트레칭을 근력운동, 혹은 유산소운동을 하기 전의 준비운동 정도로 가볍게 생각하는 경우가 많습니다. 하지만 스트레칭은 그 자체만으로도 매우 중요한 하나의 운동입니다.

스트레칭의 장점은 무엇일까요? 스트레칭은 관절의 유연성을 증가시키는 운동입니다. 스트레칭을 통해 관절의 가동범위를 증가시키면 관절의 부상을 줄일 수 있습니다. 어떤 외부의 충격이 가해질 때 관절이 유연하고 가동범위가 넓으면 외력을 잘 흡수할 수 있으므로 부상의 위험이 줄어드는 것입니다.

골프 스윙을 하다 보면 여러 관절의 부상위험이 있습니다. 누구나 비거리의 욕심이 있어서 관절을 최대한 많이 움직여 스윙을 하려고 합니다. 이 과정에서 평소 관절 운동범위를 넘어서는 정도로 무리하게 스윙을 하다 보면 손가락, 손목, 팔꿈치, 어깨, 허리관절 등에 무리가 되어서 통증이 발생하는 경우를 종종 볼 수 있습니다. 골프 라운딩 전에 골프장의 캐디가 꼬박꼬박 스트레칭을 시켜주는 이유가 바로 여기에 있습니다. 아무것도 아닌 간단한 스트레칭이 부상을 예방해 주는 것입니다.

스트레칭은 근육의 긴장을 풀어주어 부드럽게 만들며 혈액순환을 증가시키는 효과가 있어서 근육통을 완화시킵니다. 또한 근육이나 힘줄의 손상 후, 치유에 도움이 됩니다.

그리고 관절운동의 파워가 향상됩니다. 충분한 범위에서 관절이 운동을 할 수 있기 때문에 파워를 형성하는 데 더 유리한 조건이 되는 것입니다. 예를 들어 공을 던지려고 할 때 팔을 최대한 뒤로 젖힌 후에 앞으로 휘젓는 동작을 해야 공에 더 힘이 실려 멀리 가는 것입니다. 공을 찰 때도 고관절, 무릎관절, 발목관절의 유연성이 뒷받침되어야 큰 힘을 들이지 않아도 공이 힘있게 앞으로 나아가게 됩니다.

울퉁불퉁한 근육을 자랑하는 보디빌더가 골프공을 더 멀리 보낼 수 있는 것이 아닙니다. 손목, 팔꿈치, 어깨관절이 유연하게 움직이고, 허리와 골반의 회전이 최대한 일어나야 비거리가 늘어나는 것입니다. 근육의 모양이나 크기만 신경을 쓰고 유연성을 신경쓰지 않았다면 결코 힘있는 스윙을 할 수 없습니다.

무릎관절염이 있는 환자가 운동을 통해서 관절염을 극복하고자 한다면 무릎관절의 유연성운동이 필수입니다(PART 4 참조). 무릎 앞쪽의 대퇴사두근, 뒤쪽의 햄스트링 근육, 종아리 부위 근육의 근력을 강화하는 운동을 함과 동시에 해당 근육의 유연성을 증가시키기 위해 스트레칭을 하는 것이 필요합니다. 또한 발목관절이나 고관절과 같은 인접관절의 유연성도 중요합니다. 인접관절에서 부드러운 관절운동이 일어나지 않으면 주변 관절에 역학적인 부담이 가해지게 되고 이는 결국 그 관절의 통증으로 연결됩니다. 무릎관절 주변의 통증 원인인 장경인대염, 슬개건염, 대퇴연골연화증 등은 무릎관절의 인대나 연골에 염증이 생겨서 발생하는 질병이지만, 이러한 상태를 유발하는 것은 고관절 주변 근육의 약화 혹은 강직, 몸통 근육의 약화 등이 원인입니다.

유산소운동의
중요성

세상의 모든 일은 균형을 잡는 것이 중요합니다. 어느 한 부분을 강조하면 반드시 반대급부가 생기고 이로 인해 전체가 망가질 수도 있습니다. 운동도 마찬가지입니다. 우리는 근육운동에 대해서 이야기하고 있지만, 근육운동만 지나치게 강조하여 집중하면 다른 중요한 부분을 놓칠 수도 있는 것입니다.

운동은 유산소운동과 무산소운동으로 나눌 수 있습니다. 유산소운동은 운동하는 동안에 산소를 소비하여 하는 운동을 말하고, 무산소운동은 산소를 소비하지 않고 하는 운동을 말합니다.

짧은 시간에 최대의 노력을 쏟는 격렬한 운동은 단시간 안에 다량의 에너지가 공급되어야 하므로, 산소공급을 통해 지방을 분해하는 느린 경로의 에너지 생산방식으로는 충분한 에너지를 공급할 수가 없게 됩니다. 따라서 이런 경우에는 산소가 없는 상태에서 탄수화물을 에너지원으로 사용하는 방법을 사용하는데, 이러한 형태의 운동을 무산소운동이라고 합니다. 한편 오랫동안 지속하게 되는 저강도운동은 에너지 사용속도가 느려서 신체가 산소공급을 기다리면서 충분한 에너지를 생산하는 전략을 취하게 되는데 이러한 운동을 유산소운동이라고 합니다.

이때 에너지원으로 탄수화물이나 지방을 이용하게 됩니다. 주로 조깅, 줄넘기, 자전거 타기, 수영, 에어로빅 댄스 등의 운동은 유산소운동으로 분류되고 역도나 웨이트 트레이닝과 같은 근육강화운동은 무산소운동으로 분류가 됩니다.

물론 한 운동에서 무산소나 유산소 한 종류의 에너지 사용 형태만 발생하는 것은 아닙니다. 달리기 중에서도 100m 달리기와 같은 전력질주는 무산소운동의 비중이 높고, 덤벨을 20분 넘게 지속적으로 드는 운동을 한다면 무산소보다는 유산소운동이 될 것입니다.

우리가 이 책에서 주로 말하려고 하는 운동은 무산소운동입니다. 신체 각 부위의 근육에 대해 알고, 관절의 건강을 지키고 통증을 줄이며 자세를 예쁘게 만드는 효과가 있는 근육운동을 강조하고 있습니다. 이러한 근육운동은 주로 무산소운동입니다. 하지만 유산소운동도 근육운동의 무산소운동에 못지 않게 중요합니다.

유산소운동은 저강도로 시행할 수 있는 운동이 많습니다. 걷기, 자전거 타기 등의 운동은 특별한 능력과 요령이 없더라도 할 수 있으므로 운동초보자나 고령자가 안심하고 시행할 수 있습니다.

유산소운동의 효과는 1. 고혈압, 협심증, 심근경색 등의 심혈관 질환의 위험을 감소시키고, 2. 당뇨 비만 등의 성인병을 예방하는 효과가 있으며, 3. 심폐능력을 개선할 수 있고, 4. 각종 암의 발생률을 낮출 수 있습니다. WHO나 미국스포츠의학협회(ACSM)에서는 연령별로 유산소운동과 무산소운동을 권고하는 가이드라인을 만들어 꾸준히 실천할 것을 독려하고 있습니다.

저질체력,
근육운동으로
이겨낼 수 있다

요즘 들어 쉽게 피로해지나요? 원래 저질체력이셨다고요?

학교 다닐 때 시험 전날 벼락치기를 해야 하는데 남들보다 먼저 지치는 사람들이 있습니다. 남들과 같이 산을 가도 금방 뒤처지고, 똑같이 둘레길을 걸어도 쉬자는 말이 먼저 나오는 분들이 있기 마련입니다. 소위 말하는 체력이 약한 분들입니다.

축구선수에게는 전후반 90분 동안 쉼없이 뛰어다니며 효과적인 플레이를 할 수 있는 능력이 체력일테고, 20대 젊은이에게는 밤새 친구들과 어울려 맥주를 마시며 춤추고 놀 수 있는 능력이, 80세의 할아버지에게는 어린 손자들과 함께 놀아줄 수 있는 능력이 체력이겠지요.

체력을 구성하는 다섯 가지 요소는 다음과 같습니다.

심폐지구력(cardiovascular endurance), 근력(muscular strength), 근지구력(muscular endurance), 신체조성(Body composition), 유연성(Flexibility)

심폐지구력은 호흡기관이나 순환계가 오랜 시간 동안 지속되는 운동이나 활동에 버틸 수 있는 능력을 말합니다. 근력은 저항에 대해 근육이 힘을 낼 수 있는 능력이고, 근지구력은 근력을 지속할 수 있는 능력을 말합니다. 신체조성은 신체의 구성 비율을 말하는데 크게 체지방량과 제지방량으로 나누어 볼 수 있습니다. 제지방은 지방을 뺀 나머지를 말하는 것으로 근육, 뼈 등이 대부분을 차지합니다. 나이가 들면서 체지방이 증가하는데 특히 내장지방이 증가하면 심혈관질환과 기타 내과적 질환의 발생률도 함께 증가하게 됩니다. 마지막으로 유연성은 관절의 움직임이 충분히 일어나게 할 수 있는 능력을 말합니다. 스트레칭 등의 운동을 통해서 관절 주변의 근육과 인대, 힘줄 등에 적당한 자극을 주어 유연성을 유지할 수 있습니다.

이처럼 체력을 구성하는 다섯 가지 요소 중 대부분은 근육과 직간접적으로 연관이 되어 있습니다. 근육의 힘을 기르고, 근육의 양을 늘리고, 근육의 지구력을 늘리고, 근육의 유연성을 증가시키는 것이 체력에 직접적인 연관이 되는 것입니다.

일상생활을 하는 데 있어 근력과 근지구력은 가장 기본이 되는 체력 요소입니다. 걷거나 뛰거나 계단을 오르내리는 것, 무거운 물건을 나르는 것 등 모든 활동은 근력과 근지구력을 바탕으로 이루어집니다. 반복적인 동작을 지속하거나, 일정한 자세를 오래 유지하는 것은 심폐지구력과 연관이 있습니다. 심폐지구력이 강할수록 여러 가지 활동을 오랜 시간 지속할 수 있게 됩니다. 그만큼 일의 성취도가 높아지고 좋은 결과를 낼 수 있는 것입니다.

지치지 않는 체력을 갖고 싶다면 몸에 좋다는 보신탕, 보약, 산해진미보다 꾸준한 근육운동을 하는 것이 더 확실한 방법입니다.

패션의 완성은 몸매!
패피로 거듭나기

11

　패션이 여자의 전유물이 아니게 된 것도 벌써 오래전 일입니다. 남자도 옷 입는 것을 비롯하여 몸을 꾸며서 근사해 보이는 외모를 갖고 싶어 하는 사람이 많아졌습니다. 흔히 옷 잘 입고 잘 꾸미고 다니는 사람을 패피라고 합니다. 패션피플의 준말인데요. 남녀노소 할 것 없이 누구나 패피가 되고 싶어합니다. 패션의 완성은 얼굴이라는 말이 있습니다. 옷을 아무리 잘 입고 잘 꾸민다고 해도 얼굴이 받쳐주지 않으면 빛을 발하지 않는다는 뜻입니다. 저는 얼굴보다 더 중요한 것이 바로 몸매라고 생각합니다. 이른바 패션의 완성은 몸매인 것입니다.

　멋진 몸매란 어떤 것일까요? 어떤 몸매가 보기에 좋은 몸매일까요? 적당히 벌어진 어깨, 구부정하지 않고 똑바로 펴있는 허리, 처지지 않은 애플힙, 군살이 없는 배와 허벅지 등이 아닐까요? 여기에 남자의 경우라면 팔뚝에 적당한 근육이 있으면 좋을 테고, 여자의 경우라면 옆구리에 군살이 없이 매끈하게 흘러내리는 바디라인이 있으면 금상첨화일 것입니다.

흔히 생각하기로 뱃살을 빼기 위해서는 복근운동을 해야 하고 다리살을 빼기 위해서는 다리운동을 해야 한다고 알고 있는데, 이는 절반은 맞고 절반은 틀린 이야기입니다. 뱃살이라고 불리우는 지방덩어리는 배의 움직임만으로 소모되는 것이 아니고 우리 몸 전체의 에너지 저장원으로서 기능을 하기 때문에, 복근운동을 해야만 뱃살이 빠지는 것은 아닙니다. 충분한 정도의 유산소운동과 적당한 식이요법을 통해 체지방을 연소시키고 지방의 저장량을 줄여야 뱃살이 빠지는 것입니다. 이와 병행하여 복근운동을 하면 복근의 형태가 자리를 잡아가면서 뱃살이 빠지고 초콜렛 복근이 되는 것입니다.

한편으로는 체지방을 제거하고 체중을 감소하기 위해서 극단적인 다이어트나 유산소운동만을 고집하는 사람들도 있습니다. 물론 지방을 연소시키기 위해서 유산소운동이 필요한 것은 사실이지만, 기초대사량을 늘려 줄어든 체중을 유지하고 아름다운 몸매를 만들기 위해서는 근육의 양을 증가시키는 것이 필수입니다. 멋진 몸매를 이루는 요건들, 즉 체지방을 감소시키면서 체중을 조절하고, 자세를 바로잡으며 적당한 정도의 근육량을 유지하는 것을 한번에 해결할 수 있는 것이 바로 근육운동입니다.

근육량은 기초대사량과 직접적인 관계가 있습니다. 근육은 기초대사량의 30% 정도를 담당합니다. 즉 음식으로 섭취하는 에너지의 30%는 근육이 소모해 주므로 근육량이 많을수록 에너지소모가 많아서 쉽게 살이 찌지 않습니다.

서있는 자세를 좌우하는 것은 허리를 곧게 펴주는 허리 주변의 근육, 어깨와 가슴을 넓게 펴서 자신감 있는 모습을 유지해 주는 가슴 부위 근육, 골반의 균형을 잡아 허리를 균형감 있게 받쳐 주는 골반 근육 등이 있습니다. 엉덩이 부위의 근육은 엉덩이가 처지지 않고 탄력 있는 형태를 유지시켜 주는 데 필수적이며 걸음을 걸을 때 몸통과 골반 부위가 안정감 있게 움직일 수 있도록 지지해 주는 역할을 합니다. 필라테스나 요가 등의 운동이 자세를 잡아주고, 몸매를 아름답게 해준다고 하는 이유가 바로 여기에 있습니다. 필라테스나 요가는 위에서 언급한 근육들을 강화시키면서 한편으로는 유연성도 유지할 수 있도록 하는 운동입니다.

중년의 남성은 배만 볼록 나오고 팔다리는 가늘어지는 이른바 '올챙이' 형태가 되기 쉽습니다. 중년 여성의 경우도 배가 나오고 팔이 굵어지는 등 복부와 상체비만을 쉽게 볼 수 있습니다. 이런 체형은 아무리 멋지게 옷을 입고 피부를 가꾸고 비싼 악세서리를 한다고 해도 진정한 패피가 되기 힘듭니다. 적당한 유산소운동을 통해 체지방을 감소시키고, 적당한 근육운동을 병행하여 자세도 유지시키면서 근육량도 늘려 날씬하면서도 당당한 몸매를 만드는 것이 필요합니다. 멋진 몸매, 폼나는 옷태를 원한다면 근육운동이 필수입니다.

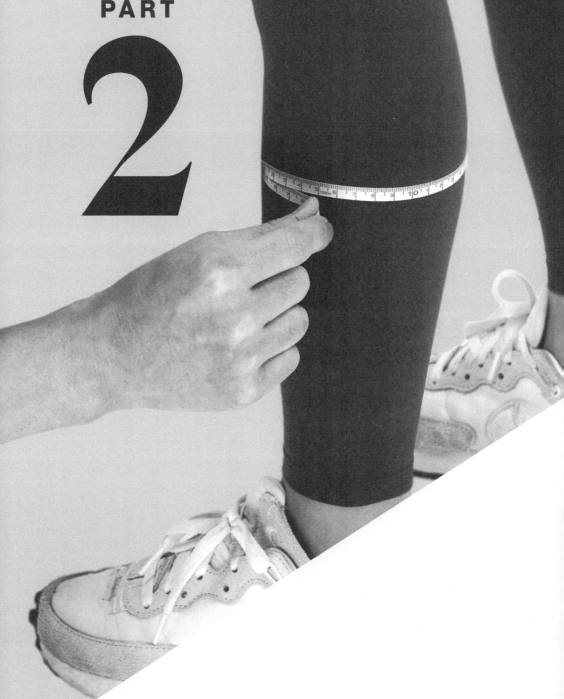

PART

2

나도 모르게
근육이 빠지고 있다

정규성

근감소증의 유병률은 미국의 경우 2015년 기준으로 남성 7%, 여성 10% 정도였는데, 국내의 경우 2018년 기준으로 65세 이상에서 남자 12.1%, 여자 11.9%로 상당히 높은 수치였고, 최근에는 65세 노인 중 약 70~100만 명이 근감소증에 해당할 것으로 추정하고 있습니다.

근감소증이란 무엇인가?

세계적으로 노인인구가 빠르게 증가하는 추세를 보이고 있습니다. 2019년 대한민국 통계청 자료에 의하면 65세 이상의 노인인구는 708만 명으로 집계되었는데 이는 우리나라 인구 중 14.9%를 차지하는 것입니다. 2067년도에는 노인인구가 46.5%로 증가할 것으로 예상될 정도로 빠르게 증가하고 있습니다. 노화로 인한 질병에 관심을 가져야 하는 이유입니다.

노화로 인해 조직과 기관의 기능이 저하되는 등 신체적으로 많은 변화가 생깁니다. 그중에서도 가장 대표적인 변화는 골격근과 근력의 감소입니다. 골격근의 양은 40대 이후 연간 약 0.8~1%(10년에 약 8~10%) 정도 감소하며, 70대 이후의 노인은 더 급격하게 10년 동안 약 15%까지 감소한다고 합니다. 이렇게 노화에 따른 신체 조성 및 기능의 변화를 근감소증(sarcopenia)이라고 합니다. 이 단어는 그리스어로 '살코기'를 뜻하는 'sarco'와 '결여'를 뜻하는 'penia'가 합쳐져서 만들어진 단어입니다.

최근 들어 노화가 진행하면서 특별한 병적 문제없이 근육량이 감소하고 근력이 저하되는 근감소증이 중요한 문제로 대두되고 있습니다. 노화가 진행됨에 따라 운동 능력 감소, 보행기능 감소, 낙상 위험 증가와 같은 신체기능 장애가 발생하고 더 나아가 대사기능장애 및 다양한 만성질환 등도 근감소증과 관련이 있기 때문입니다.

또한 일상생활을 정상적으로 수행하는 능력이나 독립성이 낮아져 신체 활동의 감소에 따른 여러 질병을 야기하여 사망의 위험성이 높아지는 등 근감소증과 건강 과는 밀접한 관련이 있기 때문에 근감소증을 주목하고 있습니다.

근감소증의 유병률은 미국의 경우 2015년 기준으로 남성 7%, 여성 10% 정도 였는데, 국내의 경우 2018년 기준으로 65세 이상에서 남자 12.1%, 여자 11.9%로 상당히 높은 수치였고, 최근에는 65세 노인 중 약 70~100만 명이 근감소증에 해 당할 것으로 추정하고 있습니다.

이것은 노인의 건강에 지대한 영향을 주는 수치이며 이와 관련한 사회적, 의료 적, 경제적 심각성은 이루 말할 수 없기 때문에 근감소증은 우리가 적극적으로 대 응해야 할 질병입니다.

근감소증은
어떻게 진단하나?

아시아인들은 서양인들과 신체체격이나 생활 습관 등에서 많은 차이가 있기 때문에 서양의 기준을 적용하는 것은 적절치 않습니다. 그래서 최근에는 아시아근감소증진단그룹(Asian Working Group for Sarcopenia, AWGS)에서 제시한 진단 기준을 표준으로 삼고 있습니다.

과거에는 사지 근육량을 신장의 제곱으로 나누어 계산하는 방식으로 근감소증을 진단하였으나, 현재는 근육량뿐만 아니라 근력(악력)을 포함시켜서 계산하는 방법을 표준화된 방법으로 사용하고 있습니다.

기본적으로 사지 골격근의 근육량을 평가하는데 있어서 근육량은 대상자의 영향을 받기 때문에 대상자의 체격을 보정하여 평가합니다.

근육량 평가

근육량 측정은 골밀도 측정에 사용하는 이중에너지 X선 흡수계측법(DXA) 또는 '인바디'로 잘 알려진 생체전기임피던스 측정기법(BIA)를 모두 허용하고 있습니다.

2019년 아시아 지침에서 근감소증 진단을 위한 사지 근육량 감소의 기준은 DXA로 측정 시 남자 <7.0 kg/m^2, 여자 <5.4 kg/m^2, BIA로 측정 시 남자 <7.0 kg/m^2, 여자 <5.7 kg/m^{2}를 기준으로 하고 있습니다.

근력의 평가

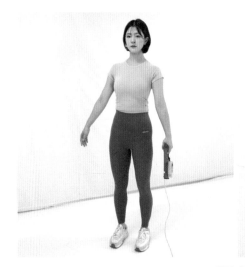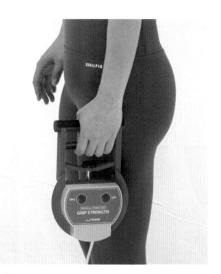

악력 측정

근력에 대한 평가는 간단하게 악력계로 측정이 가능한 악력측정을 통해 시행합니다. 2019년 아시아 지침에서는 남자 28kg 미만, 여자 18kg 미만일 때 근력 감소로 정의하고 있습니다.

하지근력을 측정하기 위해서는 부피가 큰 장비가 필요하며 교육을 받은 평가자가 필요하기 때문에 근감소증을 진단하는 데 사용하기에는 적절하지 않습니다. 대신 악력은 종아리 근육량과 일치하며 하지근력과 일치하기 때문에 주로 악력을 사용합니다.

악력을 측정할 때에는 양손에서 각각 최소 두 번 최대 악력을 측정하고 그 중에서 가장 높은 값을 취합니다.

신체 수행능력 평가

1. 보행속도

평소대로 걸을 때의 보행속도가 가장 많이 사용되는 신체 수행능력 평가 지표입니다. 보행속도의 기준은 2019년 아시아 지침에서 남녀 모두 동일하게 1.0 m/sec 미만인 경우에 보행속도가 느리다고 평가하고 있는데, 이는 2014년의 0.8 m/sec보다 상향조정된 것입니다.

보행속도는 시작점에 정지해 있다가 출발하는 방법(standing start)과 1~2m 전부터 걸어오기 시작해 시작점을 통과하는 방법(moving start)이 있는데, 당연히 후자의 보행속도가 더 빠르게 측정됩니다. 2019년 아시아 지침에서는 1~2m의 가속구간을 둔 moving start를 권장하며 가속구간을 포함해 총 6m를 보행하는 동안 가속구간을 제외한 4~5m의 거리를 걷는 동안의 보행속도를 측정합니다. 2회 평소 걸음으로 측정하여 그 평균값을 취하도록 하고 있습니다.

그러나 보행속도를 측정하려면 6m의 공간이 있어야 하는 제약이 있어서 2019년 아시아 지침에서는 6m 보행속도 외에도 5회 의자에서 일어서기와 간편신체기능평가(short physical performance battery)를 측정해도 무방하다고 제시하고 있습니다. 간편신체기능평가는 3m 보행속도, 균형, 의자에서 5회 일어나기로 구성된 평가방법입니다.

2. 5회 의자에서 일어서기

5회 의자에서 일어서기는 대상자가 무릎 높이의 의자에 앉아서 양팔을 가슴에 모은 상태에서 5회 연속해서 가능한 빨리 일어났다 앉았다를 다섯 번 반복하게 하면서 소요시간을 측정합니다. 2019년 아시아 지침에서는 5회 의자에서 일어서기에 걸리는 시간이 12초 이상일 때 신체 수행능력이 저하되었다고 판단하라고 권고하고 있습니다.

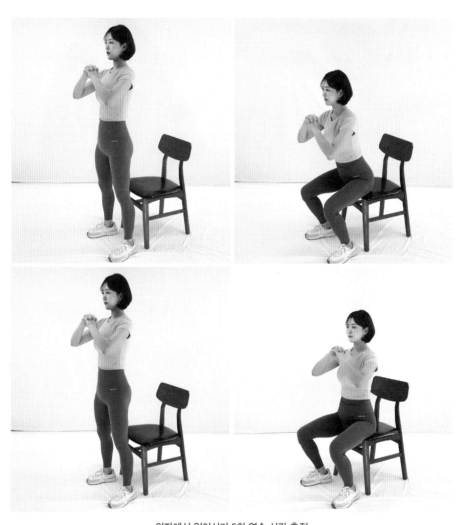

의자에서 일어서기 5회 연속 시간 측정

PART 2 · 나도 모르게 근육이 빠지고 있다

자가 근감소증 진단법

1. 종아리 둘레 측정

탄력성 있는 줄자를 이용해 종아리의 가장 넓은 부위를 재는 방법입니다. 서 있으면 종아리 근육의 수축이 오기 때문에 앉아서 측정할 때보다 서서 측정할 때가 종아리 둘레가 작은 경우가 많고, 오른쪽보다는 왼쪽 종아리 둘레가 조금 더 작은 경우가 많아서 '왼쪽 종아리 둘레를 선 자세에서 측정'합니다.

종아리 둘레가 남자는 34cm 미만, 여자는 33cm 미만이면 근감소증의 가능성이 높다고 볼 수 있습니다.

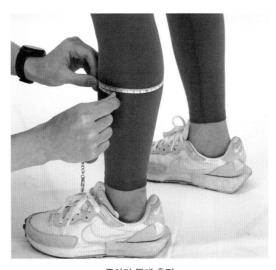

종아리 둘레 측정

2. SARC-F 설문지

SARC-F 설문지는 근력(Strength), 보행 보조(Assistance in walking), 의자에서 일어서기(Rising from a chair), 계단 오르기(Climb stairs), 낙상(Falls) 설문 문항의 첫 글자를 딴 설문지로, 4점 이상이면 근감소증을 의심할 수 있습니다.

주 호소	질문	점수
근력	무게 4.5kg(9개들이 배 한 박스)를 들어서 나르는 것이 얼마나 어려운가요?	전혀 어렵지 않다=0 좀 어렵다=1 매우 어렵다/할 수 없다=2
보행 보조	방안 한 쪽 끝에서 다른 쪽 끝까지 걷는 것이 얼마나 어려운가요?	전혀 어렵지 않다=0 좀 어렵다=1 매우 어렵다/보조기(지팡이 등)를 사용해야 가능하다/할 수 없다=2
의자에서 일어서기	의자(휠체어)에서 일어나 침대(잠자리)로, 혹은 침대(잠자리)에서 일어나 의자(휠체어)로 옮기는 것이 얼마나 어려운가요?	전혀 어렵지 않다=0 좀 어렵다=1 매우 어렵다/도움 없이는 할 수 없다=2
계단 오르기	10개의 계단을 쉬지 않고 오르는 것이 얼마나 어려운가요?	전혀 어렵지 않다=0 좀 어렵다=1 매우 어렵다/도움 없이는 할 수 없다=2
낙상	지난 1년 동안 몇 번이나 넘어졌나요?	전혀 없다=0 1~3회=1 4회 이상=2

3. SARC-Calf 설문지

SARC-F 설문지에 종아리 둘레를 추가한 것이며, 남자의 경우 종아리 둘레가 34cm 이상이거나 여자의 경우 33cm 이상인 경우 0 점을 부여받고, 기준치 이하인 경우 SARC-F 설문 점수에 10점을 추가하는 것입니다.

자가로 쉽게 근감소증을 의심할 수 있는 상황

종아리 둘레 남자 34cm 미만, 여자 33cm 미만
혹은 SARC-F 측정 시 4점 이상인 경우
혹은 SARC-Calf 측정시 11점 이상인 경우

근력 평가
– 악력
남자 28kg 미만, 여자 18kg 미만

OR

신체 수행능력
– 5회 앉았다 일어나기
남녀 모두 12초 이상

'잠재적 근감소증' 진단

병원 혹은 전문 클리닉으로 의뢰

근육은 어떻게 이루어지고 작동을 하나?

근육의 구조와 작동 원리에 대해서 간단히 설명드리겠습니다. 근육은 관절 고정, 자세 유지, 운동 그리고 열 발생 등의 기능을 수행하는 중요한 우리 몸의 구조물입니다. 근육은 신경의 자극에 따라 짧아지고 굵어지면서 수축하고, 자극이 사라지면 다시 원래의 모양으로 이완되는 과정을 거칩니다.

근육은 크게 골격근, 심근, 평활근의 세 가지로 분류합니다. 골격근(skeletal muscle)은 우리가 주로 움직이고 제어하는 근육으로 뼈에 부착되어 몸 운동을 조절할 수 있고, 심근(myocardium)은 심장에만 발견되는 근육으로 혈액을 혈관을 통해 몸의 구석구석으로 이동시키고, 평활근(smooth muscle)은 위, 방광, 혈관 같은 내장이나 관을 둘러싸는 근육입니다.

근육의 첫 구성 단계는 가는잔섬유(thin filament)와 굵은잔섬유(thick filament)로 이루어져 있습니다. 가는잔섬유는 액틴(actin), 트로포닌(troponin), 트로포미오신(tropomyosin)이라는 세 가지 단백질로 구성되어 있고, 굵은잔섬유는 미오신(myosin)이라는 하나의 단백질로 이루어져 있습니다. 미오신의 머리 부분과 액틴은 서로 붙었다 떨어졌다 하면서, 이들은 마치 손가락 깍지를 끼듯이 맞물려 있는 형태입니다. 이들 잔섬유들은 근원섬유(myofibril), 근육섬유(muscle fiber), 근육다발(fascicle)이라는 단계를 거쳐 최종적으로 근육이 되는 것입니다.

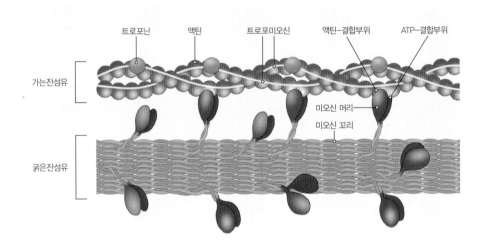

근육의 구성

근육에 의해 만들어지는 힘을 근육장력(muscle tension)이라고 하는데, 수축은 근육장력의 생산과정으로 ATP(에너지)가 많이 필요하고, 이완은 수축에 의해 생성된 근육장력을 해제하는 과정입니다. 근육의 수축, 이완은 크게 신경·근육이음부,

흥분·수축 짝풀림 그리고 수축·이완 주기라는 세 가지 단계를 거치면서 일을 하게 됩니다.

그렇다면 근육은 어떤 원리로 커질까요? 바로 '손상을 통한 재생' 과정을 거치면서 근육이 커집니다. 근육은 수많은 가닥의 근섬유로 구성되어 있는데, 운동을 통해 근육을 많이 움직이면 근섬유가 미세하게 손상됩니다. 상처를 입으면 새살이 돋듯, 근섬유가 손상되면 근처의 위성세포(근육에서 줄기세포처럼 작용, 근육 성장에 도움을 주는 세포)와 단백질이 몰려와 손상된 근섬유에 붙어 융합이 됩니다. 마치 '집을 보수공사하는 과정에서 위성세포가 새롭게 집의 뼈대를 지으면 단백질이 콘크리트로 주변을 보수하면서 더 크고 튼튼한 집(근육)이 되는 원리'와 비슷한 개념입니다.

결국 근육을 키우기 위해서는 근력운동을 통해 근육에 자극을 주고 단백질 섭취를 꾸준히 하면 되는데, 중요한 것은 근력운동 이후에 충분히 휴식을 취해야 근육이 재생될 수 있다는 것입니다. 근육 재생에는 약 36시간이 걸리기 때문에 재생이 되는 도중에 무리하게 운동하면 근육이 제대로 커지지 않습니다. 근육운동도 중요하지만 근육운동 후 적절한 휴식도 필요하다는 것을 명심해야 합니다.

04 근감소증을 유발하는 발생기전과 위험인자는 무엇인가?

　근감소증을 유발하는 위험인자로는 노화, 신체활동 및 단백질의 부족, 호르몬의 영향 및 스트레스 등입니다. 조금 더 추가하면 근육 생성을 만드는 줄기세포의 일종인 성상세포가 노화되고, 퇴행성 중추 신경질환 또는 운동신경의 손실 또는 기능약화, 신경근 접합부의 활성도 감소, 내분비계 호르몬 변화(성장호르몬, 갑상선호르몬, 부신호르몬, 성호르몬 등), 전염증성 사이토카인 증가, 미토콘드리아 기능 감퇴, 비정상적인 마이오카인의 활성, 식사량 감소와 활동량 감소 등 다양한 요인이 근감소증에 영향을 미칩니다.

　그렇다면 근감소증은 어떤 사람한테 잘 발생할까요? 여자보다 남자가, 가족이 함께 사는 사람보다는 혼자 사는 사람에게 더 잘 발생한다고 합니다. 그리고 과음, 수면시간 부족, 신체활동량 감소, 치아 개수나 기능의 부족 등과 관련이 있습니다. 질병 중에서는 당뇨병, 골다공증, 고혈압, 만성폐쇄성폐질환 등이 위험인자로 알려져 있습니다.

65세 이상이라면 근감소증 선별검사를 받는 것을 권고하며, 특히 최근에 신체 기능이 나빠진 경우, 1개월에 5% 이상 의도하지 않은 체중감소, 우울감이나 인지 기능장애가 있을 때, 잦은 낙상, 영양부족, 만성질환(심부전, 만성폐쇄성폐질환, 당뇨, 만성신질환, 자가면역질환, 결핵 등)이 있을 때는 꼭 근감소증 검사를 해야 합니다.

근육량의 감소는 근육 세포의 크기가 줄거나 골격근의 단면적 부피가 감소하면서 나타나는 현상이기 때문에 이에 따른 체력, 즉 심폐지구력, 유연성, 평형성, 민첩성 등의 기초 체력을 저하시킵니다. 규칙적인 운동으로 근육량을 지켜야 합니다.

근감소증은
우리 몸에 어떤 영향을
미칠까?

05

신체기능 저하

근감소증은 근육량이 감소하고 근력이 감소하는 것에 그치는 것이 아니고 다양한 신체기능 저하와 관계가 있습니다. 하지의 근력이 약하면 나이와 성별, 음주, 만성질환, 신체 활동 정도, 흡연을 보정하여도 신체 장애 정도와 신체기능 저하와 연관이 뚜렷하다고 합니다.

근육은 매우 다양한 기능을 가지고 있습니다. 당을 흡수하고 지방을 분해하며, 면역물질 분비를 유도하여 면역력을 높입니다. 신경세포 생성에 도움을 주어서 신경계통 및 뇌인지기능을 유지하는 데 필수적입니다. 뼈를 만드는 조골세포 생성에 관여를 하고 혈관생성에 관여를 하기 때문에 신진대사를 유지하는 데 매우 중요하며 대장과 유방에서는 암세포 성장 억제에 영향을 줄 정도로 우리 몸에서 다양한 기능을 합니다. 근감소증이 발생하면 이러한 근육의 다양한 기능이 감소하기 때문에 우리 몸은 서서히 건강을 잃게 됩니다.

신체기능 저하는 다양한 임상 양상으로 나타날 수 있지만 가장 중요한 것은 보행 장애 및 일상 활동 장애가 발생한다는 것입니다. 그리고 무릎의 신전근력을 기준으로 하였을 때, 신전근력이 가장 낮은 사분위군은 신전근력이 가장 높은 사분위군에 비하여 신체 장애의 발생 위험이 남자는 2.6배, 여자는 2.2배 정도 증가하는 것으로 보아 무릎의 신전근력은 특히 중요합니다. 근력만 영향을 미치는 것이 아니고 근육량 역시 신체 장애와 큰 연관이 있기 때문에 근육량도 소홀히 하면 안 됩니다.

낙상 (넘어짐)

노인이 넘어지면 근골격계질환 및 골절 등이 발생할 수 있습니다. 고령에서는 특히 골다공증으로 인해서 골질이 불량하기 때문에 가벼운 외상이나 넘어짐에도 골절이 발생할 수 있습니다. 고관절이나 척추에 골절이 발생하면 거동이 불가능해지고 사망에 이를 수 있는 확률이 증가하기 때문에 특히 주의해야 하며, 특히 고관절 골절은 근감소증과 낙상에 의해 발생할 수 있는 가장 위험한 질환입니다.

근감소증은 넘어짐의 주요 위험인자입니다. 근감소증으로 인해 근력이 감소해 있는 경우에는 그렇지 않은 사람들보다 넘어질 위험이 약 두 배 정도 증가하고, 반복적으로 넘어질 위험은 약 세 배 정도 높습니다. 특히 넘어지면서 손상이 발생할 확률도 1.5배 이상 높습니다. 근감소증이 있는 경우에는 넘어지는 것뿐만 아니고 넘어지면서 다칠 수 있는 위험도 매우 높기 때문에 이에 대한 적극적인 예방 및 조치가 필요합니다.

노인이 넘어지면 골절이 발생할 수 있기 때문에 골다공증에 대한 치료 뿐만 아니고 근감소증에 대한 치료도 적극적으로 시행해야 합니다.

고관절 골절은 노인의 사망률을 높이고 높은 이환율과 활동 능력 저하로 삶의 질을 떨어뜨리는 중요한 의료 문제인데, 우리나라에서 연간 20,000건 이상 발생합니다. 우리나라 인구의 고령화 추세를 고려한다면 고관절 골절은 향후 10년간 1.5배 정도 증가할 것으로 추정되며 사회경제적 부담은 더욱 가중될 것입니다. 특히 고관절 골절 환자에서 근감소증의 유무는 사망률에 큰 영향을 미치는데, 근감소증 유무에 따라 1.8배의 사망률 차이가 발생할 수 있습니다.

따라서 고령에서는 적극적인 근육운동을 해서 다리 근력 및 근육량을 적절하게 유지할 필요가 있으며, 지팡이나 보행기 등을 적극적으로 사용하여 넘어지지 않도록 해야 합니다.

특히 고관절 골절 수술 이후의 능동적 및 능동 보조운동과 등척성운동은 주로 고관절 신전근, 굴곡근, 외전근에 대하여 시행합니다. 특히 무릎이나 허벅지 부위의 근육에 대한 등척성운동은 관절을 보호하면서 주변 근육을 강화하는데, 스트레칭과 함께 진행할 수 있습니다. 특히 근육의 재교육을 통한 중둔근의 근력 강화운동은 보행에 도움을 주는 대표적인 운동이기 때문에 다양한 운동을 적극적으로 시행해야 합니다.

대사성질환

근육량은 기초대사량의 30% 정도에 영향을 미칠 정도로 중요한 요소이며, 기초대사량을 결정하는 가장 중요한 인자입니다. 40세 이후에는 지방제외체중이 매년 3%씩 감소하는데 그 결과로 기초대사량 역시 동시에 감소하게 됩니다. 또한 나이의 증가에 따른 근육량과 근육 강도, 지구력의 감소는 신체 활동의 감소를 야기합니다. 따라서 노인이 근감소증으로 인해서 근육량이 감소하고 신체 활동이 감소하면 결과적으로 에너지 소비를 감소시키면서 비만과 내장 비만을 유발합니다. 이러한 변화는 노인에게서 흔히 관찰되는 인슐린 저항성과 2형 당뇨병, 고지혈증, 고혈압 및 각종 심혈관계질환 등 다양한 대사성질환과 연관이 있습니다. 특히 고혈압과 심혈관질환 발병을 약 3~5배 정도 높이기 때문에 심혈관질환과 근감소증은 매우 관련이 깊습니다.

근감소증은 골밀도와도 밀접한 연관이 있습니다. 근육량이 감소하면 골질이 불량해지면서 골밀도가 낮아져서 골절에 취약해지기 때문에 골다공증 환자는 더욱 조심해야 합니다.

당뇨병

근육은 인체에서 글루코스 흡수와 저장의 주된 기관이므로 근감소증이 진행되면 인슐린 저항성이 증가합니다. 또한 근육에서 분비되는 미오카인(myokine) 등의 사이토카인(cytokine)은 지방 조직에서 분비되는 아디포킨(adipokine)에 영향을 끼치며 인슐린 저항성을 예방하는 효과가 있습니다. 따라서 근감소증은 당뇨병 및 심혈관계질환과 밀접하게 연관되어 있으며, 근육량 증가는 체내 인슐린 감수성을 향상시킬 수 있기 때문에 당뇨병을 치료하는 데 매우 중요한 요소입니다.

당뇨병 환자의 근육량은 정상 노인에 비해 현저하게 감소하는 것으로 알려져 있는데, 특히 제2형 당뇨병 노인들은 당뇨병이 없는 경우에 비해 근육 소실과 근력 감소가 더 가속화됩니다.

근력운동은 지방 분해 능력 및 근육량, 체지방량, 에너지 소비율, 지질과 탄수화물 대사의 증가 및 인슐린 저항성 개선 등을 통해 신체 조성 및 당 대사와 혈중 지질에 긍정적인 영향을 미치는 것으로 알려져 있기 때문에 당뇨를 포함한 대사성 질환에서는 운동 요법을 적극적으로 시행해야 합니다. 운동 요법으로 유산소운동뿐만 아니고 저항성운동도 적극적으로 시행할 필요가 있습니다.

간질환

근감소증과 비알콜성 지방간질환은 인슐린 저항성과 만성염증이라는 공통된 발병원인을 공유하고 있기 때문에 비알콜성 지방간질환을 가진 고령자의 경우 근감소증도 함께 가지고 있을 가능성이 있습니다. 또한 비알콜성 지방간질환과 근감소증을 함께 가지고 있는 경우, 사망 위험이 2.2배까지 크게 상승합니다.

따라서 근감소증이 있는 경우에는 비알콜성 지방간질환자의 예후에 중대한 영향을 주기 때문에 노년기에는 건강 유지를 위해 꾸준한 근력운동이 필요합니다.

암

암 환자는 근감소증의 유병률이 높습니다. 암 환자의 치료 전 근감소증 유병률은 15~74% 정도이며, 그 중 특히 소화기암은 60.8%를 차지합니다. 암 환자의 근감소증은 이환율과 사망률을 상승시킬 뿐 아니라 나쁜 치료 결과를 야기합니다. 또한 근감소증이 있는 환자에게는 치료 독성이 증가하여 항암제의 감량 및 치료 중단 가능성이 높아집니다. 항암화학요법을 받는 암 환자는 항암제의 영향으로 인한 체중 감소 및 신체기능 저하 현상이 발생하지 않더라도, 근감소증 및 신체를 사용하지 않음으로써 발생할 수 있는 비사용증후군 발생 위험도가 매우 높습니다. 따라서 항암화학요법을 시행받는 암 환자는 시행 가능한 운동을 꾸준히 시행하는 것이 필요합니다.

사망

　다수의 역학 연구에서 근육이 적은 경우에는 다양한 연관 인자(연령과 성별, 결혼 상태, 흡연, 자기 평가 건강 상태, 일상 생활 능력, 동반질환, 인지 기능, 우울증)를 보정하여도 사망률이 약 두 배 정도 높을 정도로 상관관계가 있다고 합니다. 특히 근력과 근육량 중에서 근력의 감소가 근육량의 감소보다 사망과 더 관련이 있기 때문에 근감소증이 있는 경우에 근력을 적극적으로 유지하고 키우는 것이 필요합니다.

근감소증은 어떻게 극복해야 하나?

간단하게 약만 먹어도 근력과 근육량이 증가하면 좋겠지만, 아직까지 그런 약은 없습니다. 근감소증을 극복하기 위해서는 운동을 열심히 하고, 올바른 영양섭취를 해야 합니다. 이 두 가지 방법이 치료의 핵심축입니다.

근감소증 치료의 핵심은 근력 강화운동으로 일주일에 최소 2회 이상을 시행하는 것이 바람직합니다. 특히 근감소증이 있는 노인에게 운동처방을 할 때는 환자 개인의 신체 활동을 고려한 맞춤형 근력운동이 필요합니다. 그리고 운동에 필요한 경비, 시설 등의 문제가 향후 운동 순응도와 직결되기에 의사는 운동처방 전 반드시 이것을 고려해야 하고, 운동 순응도를 높이기 위해 그룹운동을 진행하는 것도 좋은 방법이 될 수 있습니다.

노인은 초기에 낮은 강도(1RM의 40~50%, 1RM이란 '1회 최대 반복'이라 할 수 있으며,

구체적으로는 본인이 정확한 운동 동작을 사용해서 1회 들어올릴 수 있는 무게의 최대치, 자신의 근육이 최대로 수축했을 때 낼 수 있는 힘을 의미)와 짧은 시간부터 시작해서 2~3주 간격으로 강도를 증가시켜야 합니다. 아령, 바벨 등은 근골격계 부상의 위험이 있기 때문에 노인에게는 레그프레스 등 헬스 기계를 이용한 닫힌사슬운동(closed kinetic chain exercise)을 먼저 추천합니다. 만성질환이 동반되어 있는 경우에도 가능한 범위 내에서 신체 활동을 하는 것이 좋습니다.

영양보충요법은 근력 강화운동과 함께 근감소증을 치료하는 데 있어서 핵심적인 축입니다. 근감소증 치료를 위한 영양보충요법의 기본은 근손실을 방지하고 근육량 증대를 위한 적절한 단백질 섭취입니다. 1일 단백질 섭취량이 적을수록 근감소증의 유병률이 증가하므로 단백질 섭취는 중요합니다.

영양보충요법을 하기 위해선 환자의 현재 영양 상태를 정확하게 평가하고 이를 기반으로 영양보충을 해야 합니다. 개인의 식이습관을 통해 영양 상태를 평가하는 방법 중 가장 손쉽게 사용할 수 있는 것은 간이영양평가(Mini Nutritional Assessment, MNA)입니다. 이 설문지는 30점 만점을 기준으로 24점 미만의 경우 영양 불량의 위험이 있는 것으로, 17점 이하의 경우 영양 불량으로 판정합니다.

간단한 혈액검사를 통해서도 영양 상태를 평가할 수 있는데, 가장 많이 사용되는 지표는 혈중 알부민(albumin), 트렌스페린(transferrin), 프리알부민(prealbumin)의 농도입니다. 그중에서 혈중 프리알부민 농도는 알부민보다 반감기가 짧기에 보다 최근 영양 상태를 확인할 수 있는 지표로 알려져 있습니다.

1일 단백질 섭취량은 개인의 체중을 기준으로 0.8g/kg를 섭취하는 것이 국제보건기구의 추천 사항이지만, 근손실 방지를 위한 최소 단백질 섭취량은 1.2~1.4g/kg, 근성장을 위한 최소 단백질 섭취량은 1.6g/kg입니다. 일반적으로 근감소증이 있는 노인에게 추천되는 1일 단백질 섭취량은 1.0~1.5g/kg입니다.

단백질 섭취량을 늘리기 위해 소고기, 돼지고기와 같은 동물성 단백질뿐만 아니라 콩과 같은 식물성 단백질도 도움이 됩니다. 동일 무게를 비교할 때 소고기보다 대두의 단백질 함량이 두 배 이상 높고 장내 흡수도도 식물성 단백질이 더 높으므로 식물성 단백질도 자주 섭취하는 것이 좋습니다.

일반 식사를 통해서 단백질 섭취를 충분하게 유지하는 것이 우선이겠지만 현실적인 어려움이 있다면 단백질 파우더 또는 단백질 함유량이 높은 두유-요거트 등의 음료를 통해 영양 보충을 하는 것도 도움이 됩니다.

단백질의 구성 성분이 되는 아미노산 중에서 류신(leucine)은 골격근 단백질의 생성에 직접적인 소재로 작용하고 단백질 분해도 막아주기 때문에 류신이 풍부한 음식(닭고기, 쇠고기, 돼지고기, 생선, 두부, 콩, 우유, 치즈, 호박씨, 계란 등)을 챙겨 먹는 것이 중요합니다. 그리고 비타민 D, 항산화 영양소를 섭취하는 것도 근감소증 치료에 도움이 됩니다.

근감소증 치료 효과는 어떻게 평가하나?

근감소증 치료가 아직 표준화되지 않았기 때문에 그 치료 효과를 확인하기 위한 평가 지표 역시 표준화된 것은 없는 상태입니다. 하지만 근감소증 진단의 세 가지 축인 근육량, 근력(악력), 신체기능(보행속도)을 치료 효과의 평가 지표로 사용할 수 있습니다.

임상적으로 보행속도 0.1m/sec, 간편신체기능평가(12점 만점)의 경우 1점 변화한 것을 의미있는 변화량으로 보고 있습니다.

현재까지 가장 중요한 것은 내가 스스로 건강해지고 있다고 느끼는 것입니다. 근력운동을 열심히 하고 적절한 식이요법을 시행하다 보면 어느새 조금씩 몸이 건강해지고 있다는 것을 느끼실 것입니다. 스스로 좋은 방향으로 가고 있다는 느낌, 그것만으로도 이미 충분히 성공적인 치료를 하고 있는 것입니다.

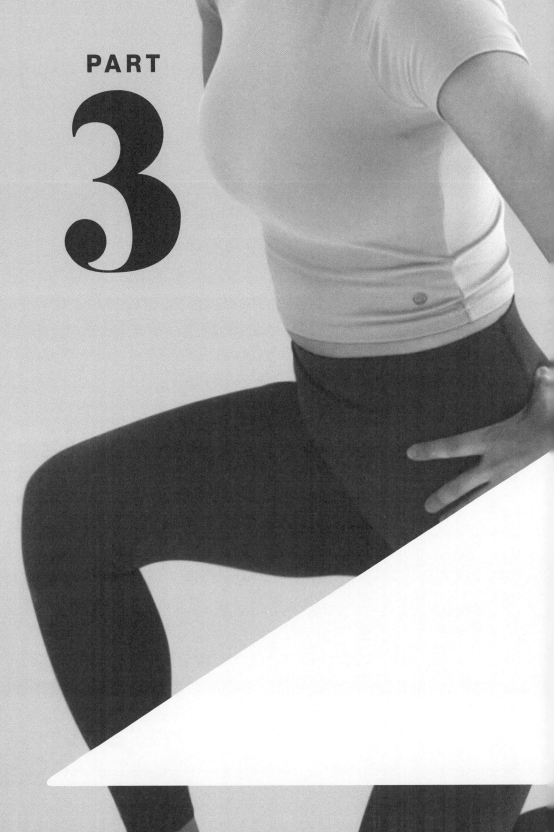

PART

3

여가운동으로 근육 키우기

공두환

걷기운동은 올바른 자세로 걷는 것만으로도 근력을 키우고 관절 건강에 도움을 주고 비만도를 낮추어 전신에 좋은 영향을 미칩니다. 걷기운동은 누구나 쉽게 할 수 있고 장소에 구애를 받거나 큰 비용이 들지 않기 때문에 많이 추천되는 운동입니다.

자전거 타기로
내 몸 근육 디자인하기

자전거는 일상생활에서 편리하고 빠르게 이동할 수 있을 뿐 아니라 운동이나 여가 활동을 위해서도 많이 이용되고 있습니다. 최근 건강과 레저에 대한 관심이 높아지면서 자전거를 타는 사람이 많아졌는데 이로 인해 자전거 사고나 부상도 크게 늘어나고 있는 실정입니다.

자전거를 타는 도중 낙상이나 다른 이동 수단과 충돌, 보행자와 충돌로 인해 부상을 입는 경우가 많습니다. 이런 외상에 의한 손상으로 골절, 타박상, 염좌 등이 많이 발생하며 잘못된 자세나 과도한 자전거 타기로 인해 통증, 건염도 발생합니다.

하지만 걷기운동이나 달리기 같은 유산소운동이 무릎과 발목관절에 체중 부하를 주는 것과 달리 자전거는 체중 부하로 인해 발생할 수 있는 부상의 위험은 거의 없습니다. 그러므로 무릎이나 발목 등이 약한 분들도 할 수 있는 운동입니다.

자전거 타기의 효과

자전거 타기는 유산소운동과 동시에 근력운동이 가능한 운동입니다. 하체의 지속적인 움직임을 통해 대퇴부의 근력 향상과 몸통이나 상체의 근력을 향상시키는 데도 효과가 있습니다. 특히 자전거 타기는 다리 근력을 키울 수 있어 무릎관절염을 예방할 뿐만 아니라 관절염 치료에도 도움이 됩니다. 무릎관절이 좋지 않는 경우에 체중 부하를 하지 않고 대퇴사두근과 같은 대퇴부 근력을 향상시킬 수 있기 때문에 더욱 추천되는 운동 중 하나입니다.

또한 비만인 경우에도 유산소운동이 필수적이나 자칫 과도한 체중 부하로 인해 무릎이나 발목관절에 무리가 갈 수 있는데 자전거는 체중 부하로 인한 부상 부담 없이 실시할 수 있는 유산소운동이라 안전하게 실시할 수 있습니다.

올바른 자전거 선택

자전거는 사용 목적과 주행 거리에 따라 종류가 다양합니다. 산을 달리기 위한 산악자전거 MTB, 빠르게 달리기 위한 사이클 자전거라고 불리는 로드바이크, 바퀴 사이즈가 20인치 미만의 미니벨로 등도 있지만 근력운동을 위한 자전거라면 도시 평지에서 타기 위한 하이브리드 자전거나 픽시를 선택하는 것이 일반적입니다. 나이드신 분이나 힘이 없는 여성이라면 전기 자전거를 선택하는 것도 좋습니다.

1. 안장 선택과 높이 조절

안장이 너무 높거나 낮으면 정확하고 안정적으로 페달을 돌리지 못하므로 허리나 엉덩이에 통증이 발생할 수 있습니다. 안장 높이는 자전거 옆에 섰을 때 골반과 비슷한 높이여야 하며 안장에 앉았을 때 무릎이 완전하게 펴지지 않고 15도 정도 굽혀지는 높이가 좋습니다. 또한 어깨에 힘이 들어가지 않는 자세에서 핸들에 편안하게 손을 올려 놓으면 허리가 15~30도 정도 숙여지는 높이가 적절합니다.

안장 높이가 너무 높으면 허리를 깊이 숙이게 되어 허리 하중이 커져 허리 근육에 부담을 주며 안장과 핸들 사이 간격이 너무 멀어도 허리를 더욱 숙이게 되어 허리 통증을 유발하거나 손바닥에 부담을 주어 저림 증상이 발생할 수 있습니다. 또한 장시간 같은 자세를 오래 유지하는 것도 좋지 않습니다.

안장은 넓고 쿠션감이 좋은 것보다 좁고 딱딱한 것이 좋습니다. 안장의 사이즈는 좌골 너비에 맞는 사이즈로 선택하는 것이 좋습니다. 또한 안장에 앉았을 때 엉덩이가 좌우로 심하게 기울어지지 않는 것을 골라야 합니다.

2. 핸들과 브레이크

핸들을 잡을 때 팔을 너무 뻗은 상태라면 팔꿈치에 무리를 주게 되고 지면 반발력이 어깨까지 무리를 주어 어깨 통증이 발생할 수 있습니다. 따라서 팔꿈치가 완전히 펴지지 않고 약간 굽혀진 상태로 불규칙 할 수 있는 지면 상태를 완충할 수 있도록 해야 합니다.

브레이크 위치가 너무 아래 방향으로 되어 있으면 손목이 아래로 펴져 손목 신전근에 부담을 줄 수 있으며, 반대로 너무 올라와 있어 핸들바와 수평에 가까우면 손목이 과도하게 굽혀져 손목 통증이나 팔꿈치 통증을 유발할 수 있으니 브레이크의 위치도 45도 정도로 적절하게 조절하여 손목의 부담을 최소화하는 것이 좋습니다.

3. 발의 위치와 페달링

페달을 돌리는 페달링은 보통 밟는 것이 아니라 돌리는 것이라 합니다. 페달을 돌릴 때는 발볼이 가장 넓은 정중앙에 페달의 중심이 오도록 위치해야 장시간 자전거 타기를 해도 안정적으로 힘을 잘 전달할 수 있습니다. 또한 페달을 돌릴 때 발목의 각도는 90도를 항상 유지해야 합니다. 페달에서 발의 위치와 페달을 돌릴 때 발목의 각도가 잘 이루어져야 페달을 돌리면서 힘을 가장 잘 전달하고 발에도 무리가 가지 않습니다.

페달을 돌릴 때는 발목의 움직임보다는 허벅지를 들어올려 무릎의 움직임을 통해 페달링 하는 느낌으로 하면 좀더 자연스럽고 쉽게 페달링 할 수 있습니다. 또한 다리가 프레임과 수평을 이루어 페달링을 하는 것이 중요하며 다리를 벌리거나 좁혀서 페달링을 반복하게 되면 효율적으로 페달링이 이루어지지 않을 뿐만 아니라 무릎에 부담을 가중시켜 통증이 발생할 수 있기 때문에 주의가 필요합니다.

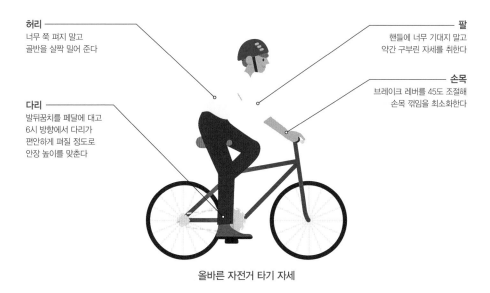

허리
너무 쭉 펴지 말고
골반을 살짝 밀어 준다

팔
핸들에 너무 기대지 말고
약간 구부린 자세를 취한다

손목
브레이크 레버를 45도 조절해
손목 꺾임을 최소화한다

다리
발뒤꿈치를 페달에 대고
6시 방향에서 다리가
편안하게 펴질 정도로
안장 높이를 맞춘다

올바른 자전거 타기 자세

자전거 타기에 필요한 근육

자전거 타기는 다리 움직임이 중요하지만 자전거 주행 중에 흔들리지 않도록 중심을 잡아야 하고 오르막이나 고속 주행할 때 몸통 근육과 상체 근육이 잘 받쳐주어야 하기 때문에 전신의 근육을 사용합니다. 하지만 주로 다리를 이루고 있는 고관절, 무릎관절, 발목관절의 움직임이 지속적으로 이루어지기 때문에 다리관절의 움직임에 관여하는 근육들이 많이 사용됩니다.

그 중 페달을 돌릴 때 고관절을 굽히고 무릎이 펴질 때 주로 사용되는 허벅지 근육인 대퇴사두근의 활동이 가장 중요하며 이때 엉덩이 근육과 무릎을 굽힐 때

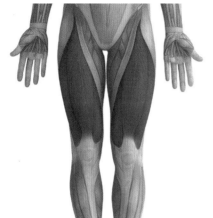

대퇴사두근

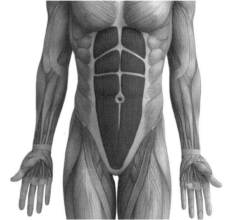

복직근

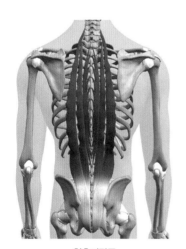

척추기립근

사용하는 대퇴이두근과 같이 다리를 이루고 있는 근육들이 협조하면서 동작을 만들게 됩니다. 이렇게 페달을 돌릴 때 주로 하체의 근육에 의해 힘이 발휘되기 때문에 대퇴사두근뿐만 아니라 다리 주변 근육의 근력이 중요합니다.

자전거는 주로 다리의 움직임으로 주행을 하기 때문에 하체의 근력이 중요한 것은 당연하지만 이 하체의 힘을 낭비 없이 페달로 전달하기 위해서는 상체의 역할도 중요합니다. 하체에서 힘을 발휘하며 자전거를 탈 때 몸통이 버티지 못하거나 상체가 흔들리면 하체의 힘이 분산

되어 페달로 힘이 제대로 전달되지 못하기 때문입니다.

보통 자전거를 주행할 때 허리가 약간 앞으로 숙여지게 되는 자세가 되기 때문에 주행 중에 몸통을 잘 유지하고 흔들리지 않도록 몸통을 이루고 있는 복직근이나 척추기립근의 중요성을 강조하고 있습니다. 특히 장거리 주행일수록 올바른 자세를 유지하며 주행해야 하기 때문에 이런 근육이 중요합니다.

또한 오르막길이나 고속 주행할 때는 상체의 근력을 협응하여 하체에 전달해야 하기 때문에 팔과 등 근육이 중요하고 이를 통해 핸들을 끌어당기면서 흔들림 없이 하체의 근육들이 발휘될 수 있도록 해야 합니다. 이처럼 핸들을 쥐고 있는 손과 팔의 근육, 몸통 근육들이 서로 협력하여 상체를 안정화시키고 하체에서 발휘되는 힘을 페달로 제대로 전달해서 주행해야 효과적입니다.

자전거 타기 위한 근력 강화

1. 하체 근력운동

대퇴사두근과 엉덩이 근육 강화를 위해 스쿼트를 실시합니다. 어깨 너비로 다리를 넓히고 양쪽에 똑같이 체중을 분배한 후에 엉덩이를 살짝 뒤로 빼면서 무릎을 굽혀 앉습니다. 무릎을 대략 90도 정도로 굽혀 앉은 이후에 3~5초 정도 버티어 대퇴사두근과 엉덩이 근육에 힘이 들어가는지를 느끼며 30회 반복 실시합니다. 덤벨을 들고 하면 좀더 강도를 높일 수 있습니다.

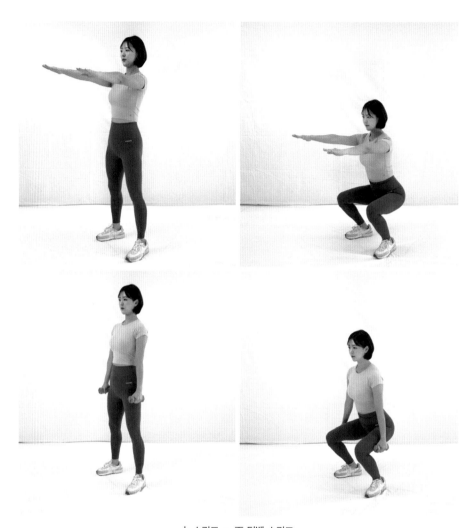

上 스쿼트 · 下 덤벨 스쿼트

2. 몸통 근력운동

척추기립근과 엉덩이 근육을 키우기 위해 누운 자세에서 힙 브릿지를 실시합니다.

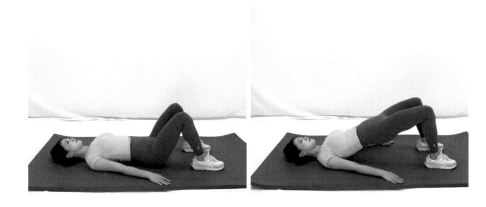

힙 브릿지

바닥에 누워서 무릎을 90도 정도 굽혀 세워놓은 상태로 엉덩이를 들어 올려 몸통에서 무릎까지 평행하게 하여 3~5초간 버티는 동작을 30회 반복 실시합니다.

3. 상체와 하체, 몸통 근력운동

상체와 하체, 몸통 근육 강화 및 협응력을 키우기 위해 버드독 운동을 실시합니다. 손은 어깨에서 수직선 아래에 위치하고 복부에 힘을 준 상태로 준비합니다. 한쪽 팔과 반대쪽 다리를 교차하여 앞으로 뻗어 손끝부터 발끝까지 평행하게 하여 3~5초 버티었다가 다시 제자리로 돌아오는 동작을 30회 실시하고, 반대쪽도 동일한 방법으로 30회 실시합니다.

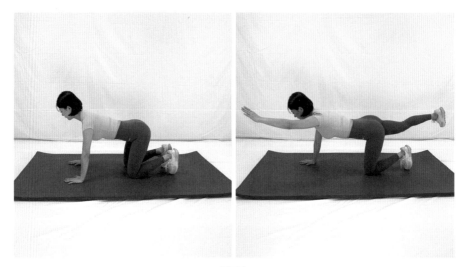

버드독

자전거 부상

자전거 타기는 심폐기능 향상, 균형 감각 향상, 하체 근력 강화 등의 효과를 나타
내는 대표적인 유산소운동 중 하나입니다. 또한 여러 사람과 어울려 하기도 좋지만
혼자 할 수 있는 운동이며 비교적 안전하게 야외에서 즐기기 좋은 운동이기 때문
에 많은 분이 자전거 타기를 즐겨합니다. 하지만 이런 여러 장점에도 불구하고 잘
못된 자세로 인한 부상이 발생할 수 있으니 조심해야 합니다.

1. 허리 부상

자전거 타기에 의해 발생할 수 있는 여러 부상 중에 급성 외상에 의한 손상 이외

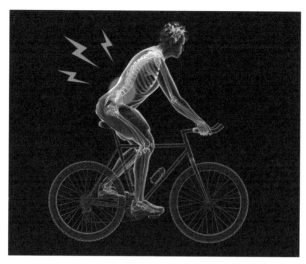

허리 통증

에 허리 부상은 잘못된 자세에 의해 발생하거나 장시간 지속적으로 허리를 숙이는
자세를 유지하기 때문에 발생할 수 있는 만성적인 부상입니다.

특별한 외상이 없었는데 허리 통증이 계속된다며 병원을 내원했던 A씨는 평소
주 1회 자전거로 50km 가량의 장거리를 특별한 휴식 없이 탔다고 합니다. 이런 경
우 잘못된 자세가 아니더라도 장시간 같은 자세를 유지하는 것만으로도 허리 근육
과 주변 조직들의 강직 등에 의한 통증이 발생할 수 있습니다.

허리 통증은 허리를 숙이고 있는 자세를 장시간 유지하거나 핸들의 위치가 너무
낮거나 안장의 위치가 너무 높은 경우에 허리를 과도하게 숙이면서 발생하게 됩니
다. 이런 자세를 장시간 유지하거나 잘못된 자세에 의해 허리의 부담이 커지고 허

리 주변 근육이 경직되면서 통증을 유발하게 됩니다. 허리가 과도하게 숙여지면 이때 상대적으로 목은 자전거 주행 방향을 주시하게 되면서 과도하게 뒤로 젖혀지면서 목 통증까지 동반될 수 있습니다. 허리 통증뿐만 아니라 동반될 수 있는 목 통증을 줄이려면 핸들과 안장 높이를 적절하게 맞추는 것이 중요합니다. 또한 장거리를 탈 때는 중간중간 적절한 휴식을 취하고 주기적으로 스트레칭을 해야 합니다.

2. 무릎 부상

자전거 타기에서 가장 주도적인 움직임이 필요한 관절은 무릎관절입니다. 평소 매일 아침마다 30km 가량의 자전거 타기를 실시하는 B씨는 무릎 통증이 발생하여 병원에 내원하였습니다.

자전거 타기는 무릎을 굽혔다 펴는 동작을 반복하게 되는데 이런 동작은 뛰는 동작과 유사하여 runner's knee라고 불리는 장경인대 증후군이나 과도한 무릎 펴기 동작에 의한 슬개건염의 질환들을 유발할 수 있습니다.

이런 움직임이 몸에 무리가 가지 않으려면 안장 높이가 무엇보다 중요합니다. 페달을 돌릴 때 안장의 높이가 낮으면 무릎이 과도하게 굽혀져서 무릎 내 구조물들에게 부담을 가중시킬 수 있으며 반대로 안장의 높이가 높아서 무릎이 과도하게 펴지면 허벅지 뒤쪽 힘줄 등의 구조물에 무리를 줄 수 있습니다.

B씨의 경우처럼 반복적인 자전거 타기 때문에 발생할 수 있는 장경인대 증후군은 허벅지 바깥쪽을 따라 길게 뻗어 있는 장경인대에 염증이 생기는 질환으로 무

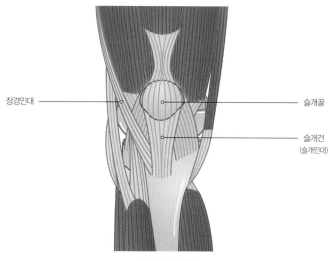

장경인대

슬개골

슬개건
(슬개인대)

무릎 부상 부위

릎 바깥쪽에 찌릿한 통증과 부기가 나타나는 것이 특징이고 무릎 전방 아랫부분에 통증이 발생하는 슬개건염은 슬개골을 덮고 있는 힘줄 주위에 염증이 생기는 질환으로 심할 경우 부종이 나타나기도 합니다. 이 질환은 무릎을 반복적으로 사용해서 주로 발생하기 때문에 적절한 휴식을 통해 너무 무리하지 않는 것이 중요하며 평소 다리 근력을 키우는 훈련을 추가적으로 하는 것이 추천됩니다.

3. 손목, 팔꿈치, 어깨 부상

손목이나 팔꿈치, 어깨 부상은 만성적인 부상보다는 주로 급성적인 외상에 의한 부상이 많습니다. 이는 자전거 주행 중 넘어지면서 발생하는 경우가 가장 많습니다.

C씨도 자전거 주행 중 부주의로 낙상 사고가 발생해 병원에 내원했습니다. 넘어질 때 바닥에 손을 먼저 짚어 손목 골절 수술을 하게 되었습니다. 손을 짚고 넘어지면 체중의 10배 가까운 부하가 손목에 발생하게 되는데 이때 무게 중심이 상대적으로 높은 상태로 빠르게 주행하는 속도가 있는 상황에서 발생하기 때문에 더욱 심한 골절이 발생하는 것입니다.

또한 팔꿈치나 어깨 부상의 경우에도 넘어지면서 직접적으로 바닥에 부딪히며 발생하기 쉽고 이때 쇄골골절, 견쇄관절 탈구 등의 위험에 노출됩니다. 쇄골골절은 높은 무게 중심과 빠른 속도에 의해 넘어지면서 부딪히는 큰 충격에 의해 발생하기 때문에 골절 부위의 분쇄나 전위 정도가 심한 경우가 많아 수술적인 치료가 불가피할 수 있으며, 견쇄관절 탈구는 견봉과 쇄골이 만나 연결하는 관절이 어긋나 견쇄관절이 탈구되는 부상으로 넘어지면서 어깨가 직접적인 부딪힘에 의해 발생하게 되고 탈구 정도에 따라 수술적인 치료가 필요할 수 있습니다. 이런 골절이나 탈구와 같은 부상의 경우 수술적인 치료가 필요할 수 있으므로 부상 후에 정확한 진단 하에 치료를 진행해야 합니다.

4. 머리 부상

넘어지면서 발생할 수 있는 머리 부상은 심각하게는 사망률에 가장 큰 영향을 주는 요소이며 이를 방지하기 위해서 반드시 헬멧을 착용해야 합니다.

자전거 낙상 시 머리를 바닥에 부딪혀 헬멧이 파손될 만큼 큰 충격을 받고 병원에 내원했던 D씨의 경우는 경미한 뇌진탕 증상이 있었지만 이후 큰 이상 없이 호전되었습니다. 해외 여러 연구들에서도 헬멧을 착용하는 것만으로 높은 사망률과 치명적 손상을 동반하는 두부 손상 발생을 48~88%까지 줄일 수 있다고 보고하였습니다. 또한 헬멧 착용은 자전거 사고로 발생할 수 있는 외상성 두부 손상을 절반으로, 중증 혹은 치명적 두부 손상은 70% 가량 감소시킨다고 보고하였습니다. 뿐만 아니라 두부 손상처럼 생존 여부에 영향을 끼치는 경우가 아니라도 상당기간 장애를 남기거나 후유증을 동반할 가능성이 높은 다발성 손상의 비율이 높기 때문에 헬멧 착용은 매우 중요합니다.

국내에서도 2018년 도로교통법이 개정되어 자전거 이용자의 헬멧 착용이 의무화되어 착용률이 점차 높아지고 있는 상황이기는 하지만 아직도 100%는 아니기에 큰 사고의 위험은 여전히 존재합니다. 자전거는 자전거 전용도로로만 다니는 것이 아니라 자동차와 같은 길을 달릴 때가 있기 때문에 큰 부상으로 이어질 위험이 있으므로 항상 헬멧, 보호대 등과 같은 안전한 보호 장비를 필수적으로 착용해야 합니다. 또한 환경적으로 노면이 미끄러울 수 있는 눈이나 비가 오는 날에는 자전거를 타지 않는 것이 좋습니다.

걷기운동으로
엉덩이 근육 만들기

걷기운동은 전체적인 건강에 좋은 운동입니다. 올바른 자세로 걷는 것만으로도 근력을 키우고 관절 건강에 도움을 주고 비만도를 낮추어 전신에 좋은 영향을 미칩니다. 걷기운동은 누구나 쉽게 할 수 있고 장소에 구애를 받거나 큰 비용이 들지 않기 때문에 많이 추천되는 운동입니다.

걷기운동의 효과

1. 질병 예방

걷기운동은 흔히 고혈압이나 당뇨 같은 성인병 질환이나 골다공증과 같은 근골 격계질환 및 치매, 불면증에도 효과가 좋은 운동입니다. 꾸준한 걷기운동은 팔과 다리관절의 지속적인 활동으로 관절 주변의 근력 발달에 도움을 주며, 보통 야외에서 걷기 때문에 비타민 D가 생성되어 뼈의 밀도를 유지시키기 때문에 골다공증을 예방하는 효과가 있습니다. 또한 심장기능을 강화시켜서 심혈관질환을 예방하고 혈액 순환이 원활해져 혈압을 높이는 호르몬 분비를 억제하여 혈압을 적정 수치로 유지하는 데 도움이 됩니다.

2. 체중 감량

유산소운동으로 분류되는 걷기운동은 꾸준히 일정 시간을 지속하면 지방 분해에 효과적이기 때문에 다이어트에도 효과적입니다. 최소 30분 이상의 걷기운동을 꾸준히 한다면 체중감량에 효과적입니다. 걷기운동은 식욕을 조절하는 호르몬인 그렐린의 분비가 많아져 공복감을 해소하는 데 도움을 주고, 신지대사율을 높여서 당수치도 조절하여 비만 예방에도 효과가 있습니다.

3. 스트레스, 우울감 해소

전신을 사용하는 걷기운동은 전신의 혈액 흐름을 좋게 만들고 혈액을 통해 몸속에 쌓인 노폐물들을 원활하게 배출하여 신진대사가 활발히 이루어집니다. 이를 통해 교감신경과 부교감신경의 균형이 잘 잡혀 자율신경계의 작용이 원활해져 스트레스 해소 및 우울감 해소에 도움을 줍니다.

보통 햇볕을 받으며 야외에서 걷기 때문에 행복감을 느끼게 하는 세레토닌과 엔도르핀이 분비되어 안정되고 뇌에 산소 공급이 원활해져 뇌 기능이 활발해지므로 노화를 예방하고 뇌 건강에 효과가 있습니다. 또한 걷기운동이 격렬한 고강도의 운동이 아니기 때문에 적절한 수준의 걷기운동은 수면을 돕는 호르몬인 멜라토닌의 분비가 촉진되어 수면의 질을 높일 수 있습니다.

올바른 걷기 방법

1. 걷기 자세

허리를 곧게 펴고 어깨와 가슴을 편 자세에서 턱을 살짝 당기고 시선은 10~
15m 전방을 바라보며 손은 가볍고 편하게 주먹을 쥔 상태로 팔꿈치를 살짝 굽히
고 팔을 자연스럽게 흔드는 것이 좋습니다. 호흡은 코로 들이마시고 입으로 내쉬
며 보폭은 자신 키의 반 정도 너비로 일정하게 유지하여 걷는 것이 좋고 걸을 때
발뒤꿈치를 먼저 바닥에 닿으면서 발바닥, 발가락 순서로 이동시켜 앞으로 걸어나
가는 것이 좋습니다.

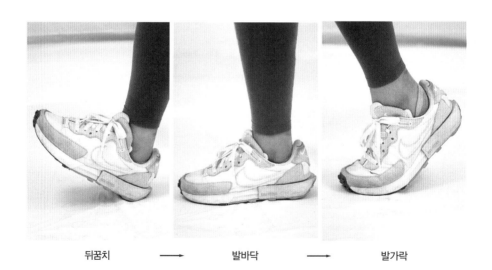

뒤꿈치   ⟶   발바닥   ⟶   발가락

상체
5도 앞으로 기울인다

시선
10~15m 전방을 향한다

팔
앞뒤로 자연스럽게 흔든다. 팔꿈치는
L자 또는 V자 모양으로 자연스럽게
살짝 구부린다

호흡
자연스럽게 코로 들이마시고
입으로 내쉰다

엉덩이
엉덩이를 심하게 흔들지 않고
자연스럽게 움직인다

턱
가슴 쪽으로 살짝 당긴다

체중
뒤꿈치를 시작으로 발바닥, 발가락
순으로 이동시킨다

손
달걀을 쥔 모양으로
주먹을 가볍게 쥔다

몸
곧게 세우고 어깨와 가슴을 편다

보폭
자기 키(cm)−100 혹은
자기 키(cm)에 0.45를 곱하여
보폭을 일정하게 유지한다
※ 예) 키가 170cm인 경우
　　170−100=70, 보폭은 70cm

다리
십일자로 걸어야 하며 무릎 사이가
스치는 듯한 느낌으로 걷는다

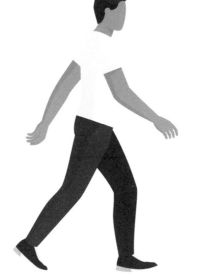

올바른 걷기 자세

2. 적정 운동 강도

　　걷기운동을 처음 시작하는 경우에는 최대심박수의 30~40%에 해당하는 수준
에서 시작하는 것을 권장하며 한달 정도의 운동 적응 기간이 지난 후부터 점차 강
도를 올려 최대심박수의 40~60% 수준의 중강도로 걷는 것을 추천합니다. 중강도
란 걸을 때 약간 땀이 나고 숨이 차지만 옆 사람과 대화가 가능한 정도의 느낌으로
걷는 것을 말합니다. 고강도(60~80%) 수준으로 걷고 싶다면 심장, 관절 등의 문제
가 없는 경우에 전문가와 상의하여 운동 강도를 높이는 것이 좋습니다.

또한 주당 최소 3회 이상 실시하는 것을 권장하며 하루에 최소 20분 이상으로 주당 150분 이상을 걷는 것이 좋습니다. 하지만 과체중의 경우에는 하루에 최소 30분 이상으로 주당 200분 이상 걸을 것을 추천합니다.

걷기운동에 필요한 근육

걷기운동은 다른 운동들에 비해 특별한 기술이 필요 없고 단순해 보여도 보행 시 하체 뿐만 아니라 몸통이나 상체 여러 근육들이 사용되어 자칫 잘못된 자세로 걸으면 관절에 무리를 줄 수 있습니다. 관절 통증이 발생하지 않도록 예방하고 관절 부상을 줄이기 위해서는 걷기운동 이외에 평소 근력운동을 병행하는 것이 좋습니다. 근력운동을 하면 신진대사가 더욱 활성화되기 때문에 걷기운동에 더욱 효과적입니다.

걷기운동에서 주요한 근육들은 상체보다는 하체의 근육이고 주로 골반 주변에 위치하고 있는 근육들은 걸을 때 앞으로 전진하는 추진력을 발휘하는데 작용을 합니다. 추가로 앞으로 움직일 때 대퇴사두근, 대퇴이두근, 둔근, 종아리, 복부 근육들이 활동하여 걷기에 필요한 움직임 동작을 만들게 됩니다.

걷기운동에서 발뒤꿈치부터 착지하고 마지막에 발가락으로 밀어내며 신체를 앞으로 추진시키는 발의 움직임이 상당히 중요합니다. 이렇게 앞으로 추진하여 걸어 나갈 때 신체를 앞으로 밀어내는 힘의 핵심 중 발바닥 근육인 내재근들의 역할이 중요하며 그 중에서도 엄지발가락을 굽히는 단무지굴근의 근력이 중요합니다. 이 내재근들의 근력이 약화하면 신체를 앞으로 추진하는 것뿐만 아니라 걸을 때 쿠션 역할과 밀고 나갈 때 스프링과 같은 역할을 하는 발의 아치를 유지하는 데도 좋지 않은 영향을 미치기 때문에 근력 강화가 필요합니다.

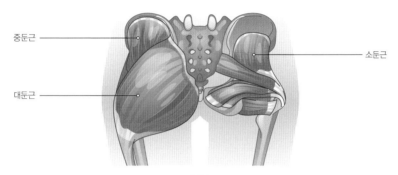

중둔근

소둔근

대둔근

둔근

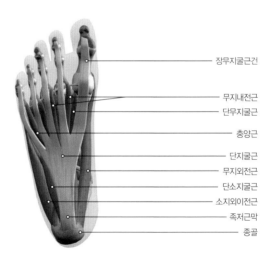

장무지굴근건

무지내전근
단무지굴근

충양근

단지굴근
무지외전근
단소지굴근
소지외이전근
족저근막
종골

발바닥 내재근

또한 걷기운동에서 상체 근육들의 사용을 유도하여 전신 근육 강화를 위해서는 걸을 때 상체의 움직임을 병행하는 것이 필요하며 팔의 스윙 움직임을 할 때 손에 작은 덤벨을 추가하거나 노르딕 워킹 폴을 이용하여 걷기운동을 하는 것이 좋습니다.

걷기운동을 위한 근력 강화

1. 하체 근력운동

걷기운동에 중요한 대퇴사두근 뿐만 아니라 특히 둔근의 근력을 강화하기에 런지 운동이 좋습니다. 다리를 어깨 너비만큼 벌린 후 한쪽 발을 앞으로 위치하고 무릎을

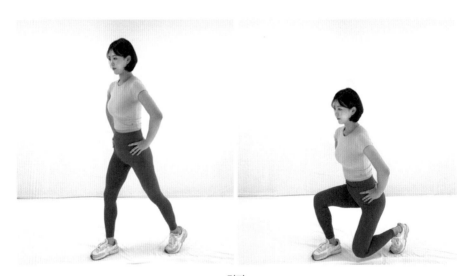

런지

굽혀 앉았다 제자리로 일어나는 동작을 20회 반복합니다. 양발을 번갈아서 20회 반복하고 3세트 실시합니다.

2. 전신 근력운동

코어운동의 대표적인 동작인 플랭크 자세를 통해 전신의 근육들을 자극할 수 있습니다. 엎드린 상태에서 손과 팔꿈치로 바닥을 짚고 배, 허리 등의 중심부 힘으로 몸을 들어 올리면 플랭크 자세가 됩니다. 30초 정도 버티어 자세를 유지하는 것을 10회 반복하고 3세트 실시합니다.

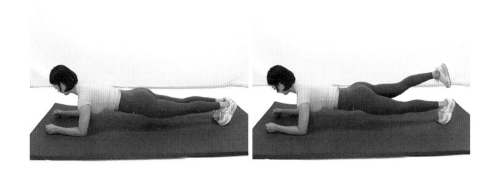

플랭크

운동 강도를 높일 경우에는 플랭크 자세를 취한 상태에서 한쪽 다리를 천장 방향으로 들어 올리면 고관절 주변 근육들이 더욱 활성화됩니다. 다리를 들어 올릴 때는 편한 상태를 유지하고 다리를 올렸다 내리기를 10회 반복한 뒤 반대쪽 다리도 같은 동작을 반복하면 됩니다.

3. 발바닥 내재근 근력운동

발바닥 내재근은 발의 아치를 유지하고 걸을 때 발바닥으로 가해지는 충격을 흡수하는 역할을 하기 때문에 걷기운동에 있어 매우 중요한 근육입니다. 이 근육을 강화하기 위해서는 의자에 바르게 앉은 자세로 앞쪽 바닥에 수건을 펼쳐 놓은 후에 발가락을 천천히 최대한 굽히면서 수건을 잡아 당기는 동작을 20회 반복하여 3세트를 실시하는 것이 좋습니다.

걷기운동 부상

걷기운동은 장시간 활동으로 인해 하체에 있는 고관절, 무릎관절, 발목관절에 부상을 야기할 수 있습니다. 특히 장시간 걸으면서 발바닥의 부하가 가중되는데 내재근 등이 이 충격을 흡수하지 못하면 발바닥의 족저근막은 더욱 과부하가 발생하여 족저근막염과 같은 부상이 생길 수 있습니다.

족저근막은 내재근처럼 발의 아치를 유지하고 충격을 흡수하면서 보행 시 중요한 역할을 하게 되는데 과도한 부하로 인해 족저근막에 반복적인 미세 손상이 발생하여 근막을 구성하는 콜라겐의 변성이 유발되고 염증이 발생한 것을 족저근막염이라 합니다.

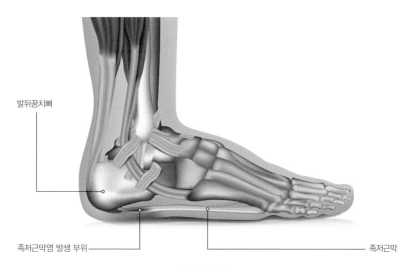

발뒤꿈치뼈

족저근막염 발생 부위

족저근막

족저근막염

족저근막염은 보통 아침에 일어나서 첫발을 딛을 때 통증이 발생하였다가 몇 걸음 걸으면 통증이 경감되는 것이 특징적이지만 오래 걷는 경우에도 발뒤꿈치나 발의 아치 부분에 통증이 나타납니다. 이는 결국 걸을 때 통증을 유발하여 일상생활 및 걷기운동에 제한을 받게 됩니다.

또한 하체 근력이 약한데 무리하게 걷기운동을 하면 무릎 통증이 발생할 수 있습니다. 혈압이 높은 A씨는 혈압을 낮추기 위해 일주일에 5회, 하루 1시간씩 집 근처 공원을 1년째 걸었습니다. 다행히 혈압이 더 이상 오르지 않고 잘 유지되고 있으나 최근에 무릎 통증이 발생하여 점점 걷기운동 횟수나 운동량이 줄어들게 되어 병원을 방문하였습니다. 무릎에는 큰 문제가 없었고 다만 주로 근력 약화로 발생할 수 있는 전방 무릎 통증 증후군이었습니다.

전방 무릎 통증 증후군은 슬개대퇴관절의 비정상적인 압박에 의해 발생하는 질환으로 슬개골의 주행 경로에서 압박을 받아 비정상적인 스트레스가 부하되면서 연골연화증, 뚝뚝 걸리는 느낌, 앞 무릎 통증(시큰거림), 슬개건병증 등으로 발생하기 때문에 평소 걷기운동을 하기 전에 근력운동을 실시해야 합니다. 걷기운동을 할 때 충분한 근력운동을 하여 무릎의 부하를 줄이는 것이 안전하고 갑자기 무리하게 걷는 것은 좋지 않습니다.

또한 잘못된 자세로 장시간 걸으면 통증이 유발할 수 있는데 특히 고개를 아래로 떨구고 구부정하게 걷는 경우에 등과 허리에 큰 부담을 주고 몸의 전체적인 균형을 깨지게 하여 목, 어깨, 허리에 통증을 유발할 수 있습니다. 그리고 걷기운동 강도를 높이기 위해 팔을 너무 과도하게 흔들거나 과도한 보폭이나 쿵쾅거리면서 걷는 것은 상체의 흔들림을 유발하고 큰 보폭으로 인해 추진력이 떨어지기 때문에 좋지 않습니다. 간혹 양쪽의 하체 근력의 불균형으로 인해 절뚝거리면서 한쪽 다리에 과도한 체중이 실리는 경우에도 통증이 유발되거나 좌골신경이 압박되어 엉덩이와 대퇴부, 종아리 쪽에 좌골신경통이 나타날 수 있습니다.

그렇기 때문에 걷기운동 시 몸이 구부정하게 되거나 뒤로 젖혀지지 않도록 주의해야 합니다. 항상 올바른 걷기 자세를 위해 몸통을 곧게 세우고 전방을 주시하며 어깨에 힘이 들어가지 않도록 하며 정확한 보행을 하는 것이 중요합니다.

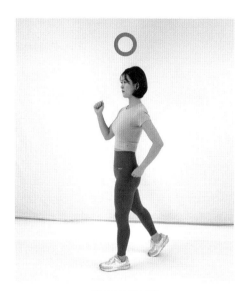

올바른 걷기 자세

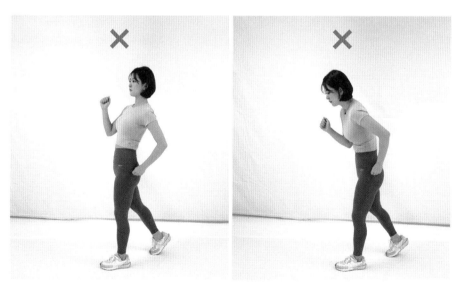

잘못된 걷기 자세   잘못된 걷기 자세

수영으로
전신 근육 키우기

03

수영은 팔과 다리를 사용하여 물 위나 물 속을 자유롭게 이동하는 대표적인 유산소운동 중 하나입니다. 심폐 능력을 향상시키는 데 좋을 뿐 아니라 주로 물 속에서 운동하기 때문에 물의 저항력이 발생하여 근력을 향상시키기에도 좋은 운동입니다. 다만 외상에 의한 부상보다는 반복적인 움직임에 의해 발생할 수 있는 부상이 많으니 그 부분을 주의해야 합니다.

수영의 효과

수영은 물에 뜬 상태에서 몸 전체를 사용하는 전신운동이기 때문에 어느 한 부위만을 운동하지 않고 신체의 여러 근육을 사용하여 몸 전체의 기능을 골고루 향상시킬 수 있다는 장점이 있습니다. 또한 점점 수영의 거리나 속도를 늘려가면서 지속하면 근지구력 향상에도 좋습니다. 물의 저항을 이용하기 때문에 물 밖의 공기보다 더 많은 저항을 받아 전신 근육의 근력이나 근지구력 향상뿐만 아니라 지속적인 전신 관절의 움직임을 통해 유연성을 향상시켜 관절의 통증이나 뻣뻣함을 줄여주는 효과도 있습니다.

외상에 의한 부상 위험이 적고 심폐 능력을 향상시키고 순환기계통을 발달시킬 수 있으며 칼로리 소모가 많아 체중 감소에도 효과적이며 유산소운동과 근력운동을 동시에 진행할 수 있는 매력적인 전신운동이라 할 수 있습니다. 특히 골관절염 환자나 척추질환 환자, 장애 등으로 강도 높은 운동을 하는 데 제한이 있는 경우에도 물 속의 부력으로 인해 관절의 부담을 줄여주어 더욱 효과적입니다.

또한 물 속에서 활농을 하는 것만으로도 신체의 긴장을 완화하고 편안함을 제공하기 때문에 스트레스와 긴장감을 해소할 수 있어 정신 건강에도 긍정적인 영향을 미칩니다.

수영의 영법

1. 자유형

자유형은 크롤영법을 말하는 것으로 영법 종목 중 가장 빠릅니다. 몸을 펴고 저항이 적은 자세로 두 팔을 끊임없이 교대로 움직여 물을 저어가고 두 다리를 상하로 움직이면서 물을 밀어내면서 추진력을 만들어내는데 다리 동작보다는 주로 팔 동작을 통해 추진력을 만들어내는 영법입니다. 손가락의 입수부터 시작하여 어깨의 회전 동작을 이용한 상체의 여러 근육의 활동을 통한 팔 동작과 채찍질과 같이 고관절과 무릎관절 주변의 근육 활동을 이용한 하체 동작을 통해 추진력을 만들어내는 영법입니다.

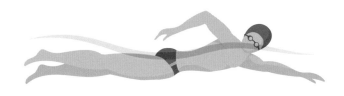

2. 배영

배영은 자유형과 유사하게 저항을 최소화하기 위해 몸을 편 자세로 누워서 실시하는 영법으로 자유형과 반대로 엉덩이를 수면 아래쪽에 위치하여 진행합니다. 배영은 자유형의 원리와 비슷하기 때문에 백크롤이라고도 불립니다.

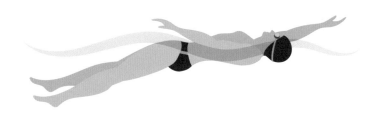

3. 평영

평영은 네 가지 영법 중 가장 오래된 종목 중의 하나로서 팔과 다리의 동작이 마치 개구리헤엄과 비슷합니다. 하체 쪽이 수중으로 가라앉아 있는 상태를 유지하여 전방의 시야를 확보하기 용이하기 때문에 먼 거리를 수영하기에 적합합니다. 자유형이나 배영과 다르게 팔과 다리의 굴절 움직임을 통해 팔을 밀어내고 다리를 펴는 과정에서 추진력을 만들어내는 영법입니다.

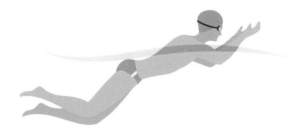

4. 접영

접영은 에너지 소모가 가장 많은 영법입니다. 자유형이나 배영처럼 몸의 좌우 롤링을 통한 움직임보다는 양발을 모은 상태로 상하 방향의 발차기와 허리의 움직임을 통해 물을 밀어내어 추진력을 만들어내는 영법입니다.

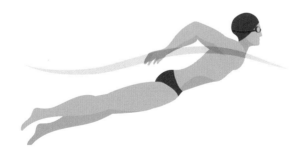

수영에 필요한 근육

수영은 팔과 다리의 동작을 통해 추진력을 만들어내는데 팔의 움직임은 주로 어깨관절의 회전 동작을 반복하면서 몸통의 근육까지 영향을 미치게 됩니다. 따라서 수영을 지속적으로 하면 상체의 근육이 발달하여 역삼각형의 체형이 만들어지고 하체의 엉덩이 근육과 대퇴부 근육이 고르게 발달하며 발목관절의 지속적인 움직임으로 관절의 유연성 증가에도 좋습니다.

자유형은 상체의 상완삼두근, 상완이두근, 삼각근과 몸통 근육, 하체의 대퇴부 근육과 둔근 등 전신 근육이 고르게 발달합니다. 배영은 상체의 후면삼각근과 등 근육의 발달에 효과적입니다. 평영은 상체 근육뿐만 아니라 하체의 내전근과 엉덩

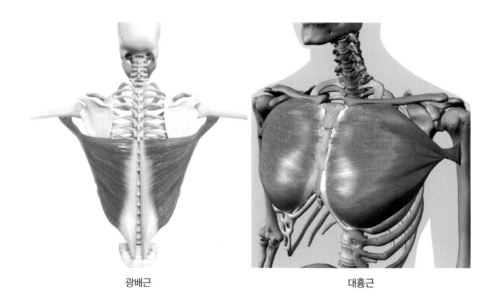

광배근   대흉근

이 근육을 많이 사용하며 접영은 삼각근, 복근 등의 근육을 많이 사용합니다.

수영을 효율적으로 하기 위해서는 팔, 다리의 동작이 끊기지 않고 부드럽게 이어져야 하는데 이런 효율적인 움직임을 만들고 유지하기 위해서는 안정화된 몸통이 필요합니다. 몸통의 안정성은 수영을 할 때 지지기반을 만들어 줍니다. 몸통을 이루는 복근이 몸 전체의 균형을 잘 잡아주고 자유형과 배영을 할 때 몸통의 롤링이나 모든 영법에서의 움직임에 있어 중요한 역할을 합니다.

결국 복근은 몸통의 중심을 잘 잡아주면서 팔과 다리가 조화롭게 움직이는 역할을 합니다. 수영에서 가장 기본이 되는 동작은 물의 저항을 최소화하기 위해 몸을 늘려 수평으로 만드는 동작인 유선형입니다. 복근은 이 유선형 동작을 잘 유지하는 역할도 하며 수영에서 턴을 할 때 몸을 강하고 빠르게 말면서 턴을 할 수 있도록 도와줍니다.

팔 동작에서 추진력의 많은 부분을 만들어내는 중요한 근육은 광배근과 대흉근입니다. 광배근이 발달되면 어깨가 넓어 보이는 효과가 있으며 수영에서 추진을 시작하는 단계부터 리커버리 시작 단계까지 광배근이 사용됩니다. 광배근이 잘 발달해 있고 이 근육을 효율적으로 사용하면 수영 속도를 높일 수 있습니다. 또한 대흉근은 상완골을 수평 내전, 내전, 내회전 하는 기능을 하는 근육으로 수영할 때 물을 당기는 동작에서 추진 동작까지 주로 사용하게 되는 근육입니다.

수영을 위한 근력 강화

1. 상체 근력운동

　수영에서 추진력을 발휘하기 위해 팔 동작을 사용할 때 광배근과 대흉근의 역할은 매우 중요합니다. 광배근을 강화하기 위해서는 선 자세에서 밴드나 저항 기구를 이용하여 허리를 약간 숙인 자세로 몸통 뒤쪽까지 잡아당기는 동작을 반복 수행합니다. 또한 대흉근 근력 강화를 위해서는 선 자세에서 밴드나 저항 기구를 이용하여 팔을 몸 안쪽으로 당기는 동작을 반복 수행합니다. 양팔을 번갈아서 하고 이 두 가지 운동을 20회씩 3세트 실시합니다.

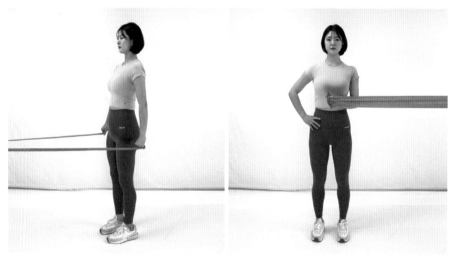

밴드 뒤로 당기기　　　　　　　　　　　밴드 몸쪽으로 당기기

2. 전신 근력운동

　수영은 전신을 골고루 사용하는 운동 중 하나이며 상체와 하체가 유기적으로 협응하여 동작을 만드는 것이 중요합니다. 이를 위해 엎드린 자세에서 팔과 다리를 교차하여 들어올리는 동작을 반복 수행하는 운동이 추천되며 이는 수영할 때 필요한 팔과 다리, 허리의 근력을 강화하고 팔과 다리의 협응력을 향상시키는 데 효과적입니다. 이 운동을 20회씩 3세트 실시합니다.

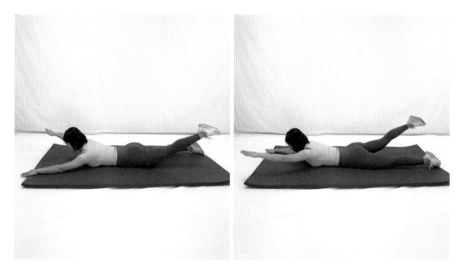

팔다리 교차 들기

수영 부상

　수영은 수중에서 하거나 다른 사람과 접촉이 없기 때문에 다른 운동에 비해 부상의 위험이 적은 운동이라 생각할 수도 있지만 오히려 수중이라 생명에 위험을 줄 수 있는 안전사고와 같은 부상이 다른 운동보다 많기 때문에 항상 수영장 안전 수칙을 잘 준수해야 합니다. 또한 수영은 팔 동작에 의해 물살을 잡아당기면서 하기 때문에 상체의 부상이 많이 발생할 수 있습니다. 보통 상체 손상 중에 지속적인 팔 동작에 의해 어깨 손상이 많이 나타나며 팔꿈치 통증이나 상체와 하체의 근육통 등이 나타나기 쉽습니다.

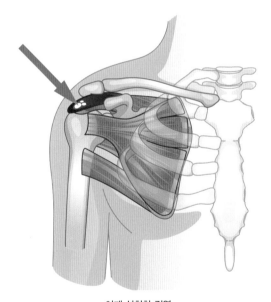

어깨 석회화 건염

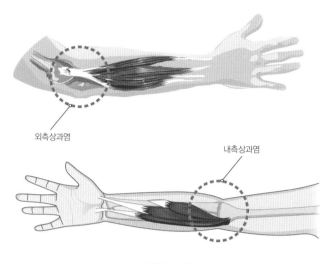

외측상과염

내측상과염

팔꿈치 상과염

자유형, 배영, 접영 등은 어깨의 움직임이 중심이 된 팔 동작이 평영보다 훨씬 크며 팔 동작에 의해 추진력을 발휘하기 때문에 팔의 부담도 상당히 큽니다. 추진력을 위한 지속적이고 반복적인 팔의 움직임은 어깨관절이나 팔꿈치관절 주변에 생기는 건염과 같은 부상을 유발시킬 수 있으며 보통 만성적인 부상이 흔하며 이것이 심하면 회전근개 파열과 같은 심각한 부상으로 이어질 수 있습니다. 그러므로 과도한 운동은 피하고 평소 상체 근력운동과 스트레칭을 통해 근력 불균형과 같은 문제가 발생하지 않도록 관리하는 것이 필요합니다.

평영에서는 팔 동작 이외에 하체의 움직임으로 추진력을 만들기 때문에 무릎을 펴고 외반을 만드는 동작으로 인해 무릎에 부하가 많이 발생합니다. 이 동작은 무릎에 회전력이 발생되어 무릎 주변 인대에 스트레스가 발생하여 부상을 발생시키기 쉽습니다.

접영에서는 양발을 모은 상태로 돌핀 킥을 격렬하게 반복적으로 수행하여 상하 방향의 발차기와 허리의 움직임을 통해 추진력을 만들기 때문에 등과 허리 부분의 많은 운동량이 요구됩니다. 이로 인해 요통과 같은 허리 부위 통증이 발생하기 쉽습니다.

또한 수영에서는 네 가지 영법 이외에 턴을 하는 동작을 하게 됩니다. 이때 턴을 하면서 벽을 잘못 짚어 밀게 되면서 손가락이나 손목에 염좌 등이 발생할 수 있습니다.

그리고 종종 머리 부상이 발생할 수 있는데 수영하면서 옆에 지나가는 사람과 머리를 직접 부딪치거나 시설물에 머리를 부딪혀 부상이 발생할 수 있기 때문에 항상 눈을 뜨고 주위를 살피면서 수영을 하는 것이 좋습니다. 특히 스타트를 할 때 수심이 얕은 경우나 잘못된 동작에 의해 바닥에 머리를 부딪치면서 발생하는 머리 부상은 심각한 상해로 이어질 수 있습니다. 수심이 얕은 곳에서는 절대 다이빙을 해서는 안 되고 스타트 동작도 정확히 수행하는 것이 필요합니다.

등산으로
튼튼한 다리 근육 완성하기

등산은 자연이 주는 즐거움을 느끼며 효율적으로 할 수 있는 운동이지만 의외로 위험 요소가 많습니다. 평소에 준비하고 산을 오르면 즐거움이 배가 되겠지만 준비없이 무턱대고 오르면 부상의 위험이 있습니다. 간단히 집근처 야산에 오르는 경우라 해도 평소에 꾸준히 근육운동을 하고, 등산에 필요한 준비물들을 잘 챙겨야 부상의 위험을 줄일 수 있습니다.

등산의 효과

일반적으로 평지에서 하는 걷기운동에 비해 등산은 경사가 있는 산에서 걷는 것이기 때문에 하체 근력 향상에 효과적이고 불규칙한 지면의 환경에서 하므로 운동 강도나 에너지 소비가 높은 운동입니다. 등산은 다양한 장애물을 피하며 걸어야 하고 일직선으로만 걷지 않고 불규칙한 지면의 변화에 따라 균형을 유지하며 걸어야 하기 때문에 균형 유지와 근력 향상에 효과적입니다. 또한 경사진 산길에서의 등산은 폐와 심장에도 충분한 운동 부하를 주기 때문에 신체의 전반적인 활력을 상승시켜 주는 효과가 있어 심폐 능력을 향상시킵니다.

아울러 산이라는 대상이 주는 맑은 공기와 물 그리고 아름다운 풍광은 운동의 효과를 더욱 높여주며 도시 속에서의 운동과는 비교할 수 없는 정서적인 효과를 함께 얻을 수 있고 비타민 D의 합성을 촉진시키는 햇볕도 많이 쬘 수 있어 골다공증 예방에도 도움이 됩니다.

등산 준비물

1. 배낭

배낭에 여러 준비물을 잘 갖추는 것이 좋습니다. 갑작스러운 사고가 발생하였을 때 자신을 알려줄 수 있는 인식표에 이름, 연락처, 병력 등을 기재하여 위급상황에 적절한 대처가 가능하도록 배낭에 걸어 두는 것이 좋습니다. 또한 변화무쌍한 날씨에 대처할 수 있도록 추위를 막는 바람막이, 여분의 양말이나 의류 등을 등산 코스나 날씨에 따라 알맞게 준비합니다. 예기치 못한 상황에 처했을 때 안전에 도움을 줄 수 있는 랜턴이나 응급처치 도구(붕대, 소독약, 반창고, 부목 등), 수분을 보충할 수 있는 물과 초콜릿, 채소, 육포 등과 같은 간단한 비상식량을 챙기는 것도 중요합니다. 핸드폰은 길을 잃었을 때 나침반과 같은 역할을 할 뿐 아니라 위급 상황에 신고를 해야 하기 때문에 배터리를 충분하게 충전해서 갖고 가는 것이 중요합니다.

2. 등산화

안전한 산행과 효율적이고 능률적인 산행을 위해서 등산화는 필수입니다. 등산 목적에 맞추어 적절한 등산화를 준비해야 합니다. 지형이 험한 경우에는 발목 손상과 같은 위험을 줄이도록 등산화의 발목이 짧지 않은 형태를 선택하는 것이 좋습니다. 하지만 둘레길이나 정비가 잘되어 있는 길을 등산할 때는 발목이 낮더라도 미끄러움을 방지하는 형태의 등산화가 좋습니다. 양쪽 발의 크기가 보통 약간의 차이가 있기 때문에 등산화를 선택할 때는 양쪽을 모두 신어보는 것이 좋으며 두툼한 등산 양말을 신고 신어보고 보통 손가락 하나 정도의 여유가 있는 것이 적절합니다.

3. 등산복

의류는 멋스러움을 표현하는 것도 중요하지만 등산복의 경우는 본인의 패션 취향보다는 기능성에 초점을 맞추어 선택해야 합니다. 평소 어두운 색상을 좋아하는 경우에도 위급 상황에서 쉽게 발견할 수 있도록 눈에 잘 띄고 밝은 색상의 등산복을 선택하는 것이 좋습니다. 또한 땀에 젖어도 잘 마르지 않는 청바지 같은 소재는 절대 피해야 하고 땀을 잘 흡수하고 배출하는 기능성 소재의 바지나 상의를 입는 것이 체온을 유지하는 데 아주 중요합니다. 그리고 갑작스러운 비바람 등에 대처할 수 있도록 방수, 방풍, 보온 역할이 가능한 바람막이와 같은 자켓을 준비하는 것을 추천합니다. 또 두꺼운 상의 하나를 입는 것보다 얇은 상의 여러 장을 덧입어 산행 중 날씨에 따라 적절하게 조절하는 것이 좋습니다.

4. 스틱

등산용 스틱은 등산할 때 척추와 무릎 등에 전달되는 체중의 하중을 적절하게 분산하여 부담을 줄여주며 산행 중 발생할 수 있는 위급 상황에 대처할 수 있는 도구로 사용되기 때문에 준비하는 것이 좋습니다. 스틱을 사용하면 하체 중심으로 사용되는 근육들의 강도를 상체 근육들에게 분산하여 전신 근육을 사용하며 등산할 수 있습니다. 스틱은 두 개의 스틱을 사용하여 움직임의 균형이 맞도록 하는 것이 중요하고 스틱의 손잡이를 잡았을 때 팔꿈치의 각도가 90도를 유지할 수 있는 정도의 길이를 선택해야 합니다.

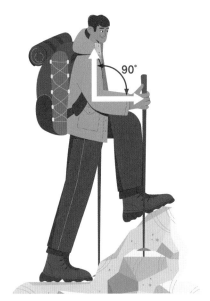

스틱의 길이

등산에 필요한 근육

등산은 상체의 근육보다 하체의 근육들이 주로 사용됩니다. 특히 무릎 주변에 있는 근육들이 중심이 되어 사용되지만 울퉁불퉁하여 불안정한 산길을 걷게 되면 발목 주변에 있는 근육들이 많이 사용됩니다.

하체의 근육 중 핵심이 되는 대퇴사두근은 평지를 걷거나 뛸 때도 많이 사용되지만 특히 경사가 있는 언덕을 올라갈 때 많이 사용하는 근육이기 때문에 산행에 있어 대퇴사두근의 역할은 중요합니다. 등산 시 발생할 수 있는 무릎 통증도 대퇴사두근 근력 강화를 통해 일정 부분은 극복할 수 있습니다.

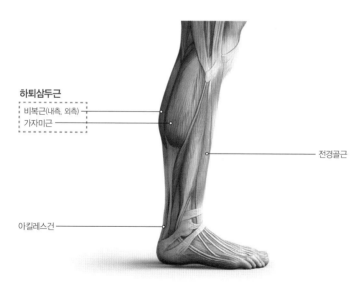

하퇴삼두근
비복근(내측, 외측)
가자미근
전경골근
아킬레스건

전경골근, 종아리 근육(비복근, 가자미근)

또한 경사를 걸어 올라갈 때 대퇴사두근만큼 중요한 근육이 전경골근과 종아리 근육(비복근, 가자미근)입니다. 발목을 들어올릴 때 사용하는 전경골근은 산행 중 바닥에 바위나 나무 그루터기 등에 걸려서 넘어지지 않도록 하는 역할을 하며, 종아리 근육은 경사를 밀고 앞으로 추진하여 올라갈 수 있는 역할을 합니다.

이외에도 산행 시 무거운 배낭을 짊어지고 걸어야 하기 때문에 자세를 유지하는 근육인 척추기립근의 역할이 중요합니다. 산행 시 허리를 숙여 걷게 되면 배낭의 무게 등에 의해 허리의 부담이 가중되어 요통 등의 문제가 발생할 수 있는데 이런 요통을 줄이고 좀더 하체나 척추의 부담을 줄이기 위해서 적절하게 등산용 스틱을 사용하는 것입니다. 스틱 사용을 통해 상체 근육 사용을 늘릴 수 있으며 특히 상완이두근과 상완삼두근이 중요하게 작용합니다.

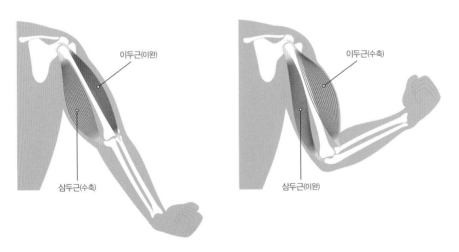

이두근(이완)

삼두근(수축)

이두근(수축)

삼두근(이완)

상완이두근, 상완삼두근

등산을 위한 근력 강화

1. 전경골근 근력운동

　전경골근은 발이 산길에 돌출된 곳에 걸려 넘어지지 않도록 하는 역할, 발목을 몸쪽으로 당기는 역할을 합니다. 이 근육을 강화하기 위해서는 바닥에 앉은 상태에서 탄력 밴드를 20회씩 몸쪽으로 당기는 운동을 하는 것이 좋습니다. 양발을 번갈아 실시하며 3세트를 반복해서 실시합니다.

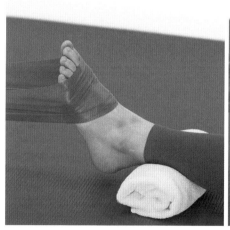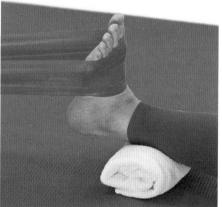

밴드 발목 당기기

2. 종아리 근육 근력운동

　종아리 근육은 비복근과 가자미근으로 이루어져 있는데 산행에서 지면을 밀면서 앞으로 추진하는 데 중요한 역할을 합니다. 이 근육의 강화 방법은 벽이나 의자를 살짝 잡고 발은 살짝 넓혀 선 자세로 안정적인 자세를 취한 상태에서 뒤꿈치를 바닥에서 들어올려 종아리 부위 근육이 힘을 쓰도록 하고 2~3초 버틴 후에 천천히 내려오는데 뒤꿈치가 바닥에 닿기 전까지만 내리고 다시 들어올리는 것을 반복 실시합니다. 20회씩 3세트를 실시합니다.

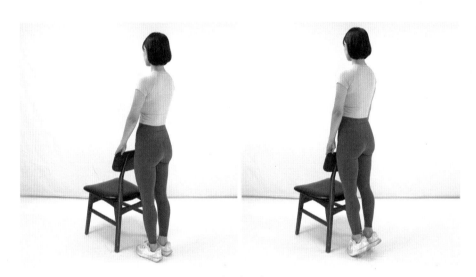

뒤꿈치 들기

3. 상완이두근, 상완삼두근 근력운동

산행 중 스틱을 사용할 때 상완이두근과 상완삼두근의 역할이 중요합니다. 보통 아령과 같은 소도구를 이용하거나 집에서는 물병 등을 이용하여 쉽게 사용할 수 있고 상완이두근 근력 강화를 위해 똑바로 바로 선 자세에서 겨드랑이는 몸통에 붙인 채로 팔꿈치를 굽혀 어깨 쪽으로 손을 들어올리고 내리는 동작을 반복합니다. 상완삼두근 근력 강화는 허리를 숙인 상태에서 팔꿈치를 90도로 굽혀진 상태에서 시작하여 겨드랑이를 몸통에 붙인 채로 팔꿈치를 펴는 동작을 반복합니다. 이 두 가지 운동을 20회씩 3세트 실시합니다.

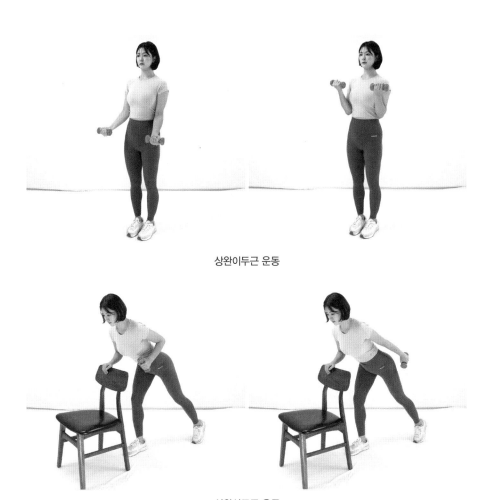

상완이두근 운동

상완삼두근 운동

등산의 부상

등산 중에는 발목을 접지르는 염좌나 무리한 산행 등으로 발생할 수 있는 무릎 통증, 넘어지면서 발생할 수 있는 손이나 손목, 어깨 부상을 조심해야 합니다. 보통 우리가 발목을 삐었다라고 표현하는 발목 염좌가 대표적인 부상 중 하나입니다.

A씨의 경우 평소 등산 경력이 많지 않은 초보자였으나 산행길이 좀 험한 산을 올랐다가 하산하던 중에 내리막에서 발이 미끄러지면서 발목이 접질려져서 응급처치 후 어렵게 하산을 하고 내원하였습니다. 발목은 부기와 통증이 심한 상태였고 검사 및 진료 결과 발목의 바깥쪽 인대 손상이 있었습니다.

이처럼 발목 염좌는 발목의 바깥쪽 인대 손상이 많으며 부종이나 통증이 발생하고 제대로 걷는 것이 어렵게 됩니다. 이 발목 염좌는 A씨처럼 울퉁불퉁한 산길에서 발을 헛딛으면서 발생하거나 미끄러운 지면에서 발생하기 쉽습니다. 그래서 등산 갈 때 발목 부상을 방지하기 위해 발목을 고정해 줄 수 있는 발목이 높은 운동화나 등산화를 착용하는 것이 좋습니다. 또한 발을 단단하게 지지해 줄 수 있는 형태의 신발이 다리 부상을 예방하는 데 좋습니다.

발목 염좌 시 발목을 잘 고정하여 재부상의 위험을 줄이고 하산하여 병원 진료를 받는 것이 중요합니다. 발목 염좌 이후 초기에 제대로 치료 및 관리가 되지 않으면 만성적인 불안정성으로 추후 반복적으로 재손상이 발생되기 쉽기 때문입니다. 진료와 함께 근력운동 및 발란스운동을 주기적으로 꾸준히 수행하는 것이 좋습니다.

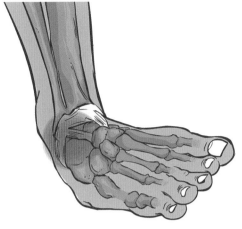

발목 바깥쪽 인대 손상

또한 등산을 무리하게 자주하는 경우에 무릎에 통증이 생길 수 있습니다. 산은 오르막이나 내리막길이 많고 울퉁불퉁 불안정한 지면이기 때문에 관절에 발생하는 부하가 높습니다.

일주일에 3일 등산을 하는 B씨는 이틀은 높지 않은 산행을 하지만 하루는 높고 험한 산을 등산하는데 얼마전부터 등산 후 무릎이 아파서 병원을 방문하였습니다. 무릎의 인대나 힘줄에 파열과 같은 심한 부상은 아니지만 관절 연골의 일부가 약해져 등산 시 무릎에 발생하는 부하를 견디지 못하고 통증이 발생한 것입니다.

이처럼 무릎 통증은 등산 시 발생할 수 있는데 특히 내리막길에서는 허벅지 근육인 대퇴사두근이 버텨야 하는 과도한 역할이 필요하며 이는 무릎 슬개골의 압박력과 관련이 깊습니다. 근육의 과도한 사용과 관절의 부하로 인해 무릎 통증이 발생하기 쉽고 이런 상황이 오랜기간 반복되면 슬개골 연골연화증과 같이 관절연골이 말랑말랑해져서 균열이 발생하기 쉬운 병적인 상태가 될 수 있습니다.

그리고 등산할 때 미끄럽거나 불안정한 지면에서 넘어지면서 손으로 바닥을 짚다가 손목 골절과 같은 부상을 입기 쉽습니다.

PART
4

근육운동으로
통증 해결하기

김진성

바른 자세를 취해 속에 있는 작은 근육, 코어 근육이 잘 작용하도록 환경을 만들어주고,
약해진 작은 근육을 강화시켜 더욱 잘 작용하게 만들어 큰 근육 사용을 줄인다면 코어
근육운동으로 통증을 해결할 수 있습니다.

뒷목이 당기거나
두통이 있는 분을 위한
근육운동

인구의 22~70%가 한 번쯤 경험하는 목 통증은 최근에는 노트북, 스마트폰 등 휴대용 전자기기 보급 확대로 발생률이 점점 더 증가하고 있습니다. 목 통증은 보통 여성에게 더 많이 발생하고, 고령, 높은 직업적 요구들(장시간의 컴퓨터 작업이나 고개를 위로 들거나 숙여서 하는 작업), 흡연, 허리 장애 경험 등이 위험 요소입니다.

목 통증은 자연 회복되는 경우도 있지만, 재발하거나 만성으로 발전할 가능성이 매우 높은데, 그 이유는 외상에 의한 손상보다는 반복적인 동작으로 인한 미세손상으로 발생하는 경우가 많기 때문입니다. 이 때 근육운동을 통해 짧아지거나 약해진 근육들을 보강해 이상적인 움직임을 만들어준다면 목 통증을 해결할 수 있습니다.

목 통증의 원인이 되는 근육들

1. 뒷목, 어깨가 뭉칠 땐? 상부승모근

상부승모근은 뒤통수 및 경추 중심(가시돌기) 1~7번부터 쇄골 외측 및 어깨 근육 시작점까지 붙어 있는 근육입니다. 목에서 어깨까지 길게 붙어 있는 큰 근육이기 때문에 목 통증뿐만 아니라 어깨 통증까지 유발하기도 합니다. 또한 쉽게 뻣뻣해지는 특징을 가지고 있어 흔히 어깨가 뭉쳤다고 표현하는 어깨 중간 부위에 통증이 발생하기 쉽습니다. 평소 뒷목이 아프거나, 두통이 있거나, 어깨가 자주 뭉치거나, 고개가 한쪽으로 기울어져 있거나, 옆으로 돌아가 있는 경우 이 근육을 잘 살펴야 합니다.

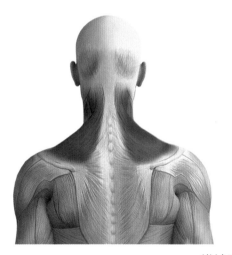
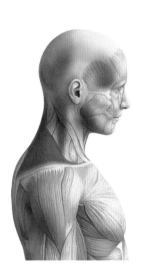

상부승모근

상부승모근은 목 뒤로 젖힘, 같은 방향 옆으로 목 젖힘, 반대 방향 목 회전, 날개뼈 올림, 날개뼈 상방 회전 등의 기능을 합니다.

상부승모근의 기능으로 인한 통증은 목을 뒤로 젖히고, 어깨를 앞으로 빼는 동작을 장시간 하는 직업군에서 쉽게 발생합니다. 컴퓨터를 오랜 시간 사용하는 사무직, 책상에 오래 앉아 있는 학생, 고개를 뒤로 젖히고 천장을 쳐다보고 작업하는 현장직 등 심하게 구부정하거나 목이 뒤로 젖혀져 있는 체형을 가진 분들에게 흔히 나타나는 증상입니다.

통증 해결을 위한 근육운동

상부승모근은 두꺼워지기도, 짧아지기도, 늘어나기도 하는 근육입니다. 근육 상태에 맞게 적절하게 운동해야 하지만, 앞서 말씀드린 대상군(장기간 컴퓨터 사용자, 학생, 천장을 보고 작업하는 작업자)은 근육이 두꺼워지고 짧아지는 경우가 많아 근력 강화보다는 스트레칭을 해주는 것이 좋습니다. 상부승모근 스트레칭은 뒷목 아픔, 어깨 뭉침, 특히 두통이 있는 분들에게 효과적입니다. 과도한 자극은 오히려 통증을 유발할 수 있으므로 근육이 약간 당기는 느낌 정도로 해야 합니다.

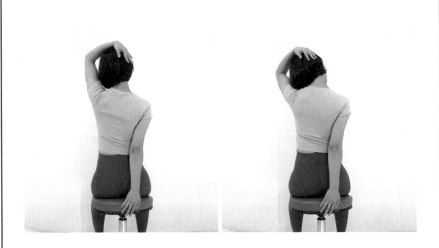

운동방법

1. 어깨를 낮춥니다.

2. 고개를 반대로 젖힙니다.

3. 고개를 젖힌 채로 아픈 쪽으로 살짝 돌립니다.

4. 반대손으로 머리를 잡고 근육의 긴장감이 느껴지도록 지그시 당깁니다.

5. 근육의 긴장감을 느끼면서 10〜20초간 8〜10회 반복합니다.

2. 날갯죽지가 아프다? 어깨올림근

어깨올림근은 경추 옆면(가로돌기) 1~4번부터 날개뼈의 볼록 튀어나온 뼈까지 연결되어 있는 근육입니다. 상부승모근과 마찬가지로 목에서 날개뼈까지 길게 붙어 있는 근육으로 어깨올림근은 목 통증뿐만 아니라 날개뼈 근처에도 통증을 유발합니다. 특히 날갯죽지에 발생하는 통증은 어깨올림근의 단축을 강력하게 의심해야 합니다. 이외에도 어깨올림근의 단축은 목 뒤쪽에서 척추 라인을 따라 척추 옆면을 타고 아래로 내려오는 통증의 원인일 수 있습니다. 또한 목 외측이 아프거나, 목이 한쪽으로 기울어져 있거나, 척추 근처 날개뼈가 툭 튀어나온 부분이 아프다면 어깨올림근 운동을 해야 합니다.

어깨올림근은 목 뒤로 젖힘, 같은 방향 옆으로 목 젖힘, 같은 방향 목 회전, 날개뼈 올림, 날개뼈 하방 회전 등의 기능을 합니다.

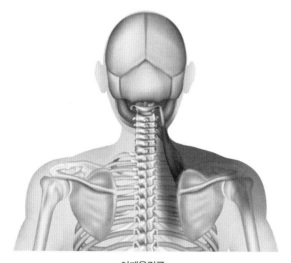

어깨올림근

상부승모근과 어깨올림근은 목을 뒤로 젖히고, 같은 방향의 옆으로 목 젖힘, 날개뼈 올림 등의 기능을 함께 하지만, 목을 회전할 때나 날개뼈를 들어 올릴 때는 서로 반대로 작용합니다. 따라서 근력운동이나 근육 스트레칭을 할 때 상부승모근과 어깨올림근을 구분해서 운동을 하는 것이 중요합니다.

어깨올림근이 짧아지면 어깨가 아래로 처지는 특징이 나타나는데, 몸 가운데 물건을 두고 세밀한 작업을 하는 직업군에서 많이 발생합니다. 또한 처진 어깨로 인해 가방을 매면 쉽게 흘러내리는 분들, 웨이트를 하거나 스포츠 활동을 할 때 무거운 물건을 아래로 당기는 운동(예를 들어 랫풀다운 같은)을 많이 하는 분들에게 어깨올림근의 단축이 자주 일어납니다.

통증 해결을 위한 근육운동

어깨올림근은 늘어나기 보다는 쉽게 단축되는 근육으로 근력 강화보다는 스트레칭을 해야 하는 근육입니다. 어깨올림근 스트레칭은 뒷목, 척추 옆면, 특히 날갯죽지에 통증이 있는 분들에게 효과적입니다.

운동방법

1. 아픈 팔의 손바닥을 목뒤에 얹습니다.

(경추 7번, 아주 크게 목 뒤쪽뼈가 튀어나온 부위)

2. 고개를 아픈 목 반대방향으로 돌립니다.

3. 반대손으로 정수리를 잡고 아래로 지그시 내립니다.

4. 동시에 아픈쪽 팔꿈치를 최대한 뒤로 당기고 어깨를 아래로 내립니다.

5. 근육의 긴장감을 느끼면서 10~20초간 8~10회 반복합니다.

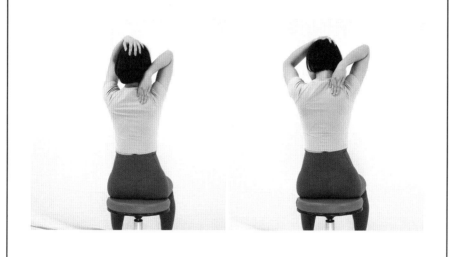

3. 내가 거북목? 흉쇄유돌근

흉쇄유돌근은 복장뼈와 빗장뼈에서 사선으로 목을 가로질러 뒤통수까지 뻗어 있는 비교적 긴 근육입니다. 이 근육 역시 쉽게 뻣뻣해지는 특징을 가지고 있어 목 앞쪽 통증부터 쇄골 시작점까지 통증을 일으킵니다. 귀 바로 뒤쪽이 심하게 아프거나 눈 주변, 또는 눈썹 위가 아프다면 흉쇄유돌근의 단축으로 인한 통증으로 의심해볼 수 있습니다. 평소 목 앞쪽이 굵게 튀어나와 있고 그 주변부에 통증이 있거나, 고개가 한쪽으로 돌아가 있고 턱이 들려 있는 분들은 이 근육의 단축 때문일 가능성이 높습니다.

흉쇄유돌근은 하부 경추 아래로 숙임, 상부 경추 뒤로 젖힘, 같은 방향 옆으로 목 젖힘, 반대 방향 목 회전 등의 기능을 합니다.

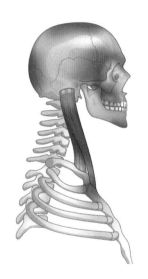 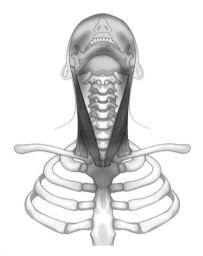

흉쇄유돌근

흉쇄유돌근은 흔히 알고 있는 거북목의 주요 원인이 되는 근육으로 시선을 배꼽으로 쳐다보고 고개를 정면을 바라보면 목 앞의 근육이 크게 튀어나오는데 이 근육이 바로 흉쇄유돌근입니다. 서류를 키보드 아래에 두고 모니터 바라보기를 반복하는 장기간 컴퓨터 사용자, 수업시간에 고개를 숙이고 필기를 하고 선생님을 바라보는 학생들, 시계를 고치는 등 안정성을 위해 목을 앞으로 쭉 뺀 상태로 고정하고 섬세한 작업을 해야 하는 작업자들에게 흔히 보입니다.

통증 해결을 위한 근육운동

흉쇄유돌근은 늘어나기 보다는 쉽게 단축되는 근육으로 근력 강화보다는 스트레칭을 해야 하는 근육입니다. 흉쇄유돌근 스트레칭은 목 앞쪽과 귀 뒤쪽이 아픈 분들에게 효과적입니다.

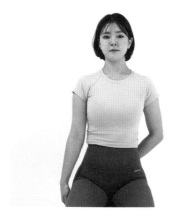 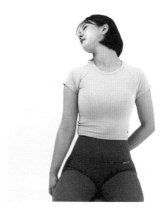

운동방법

1. 턱을 뒤로 당깁니다.

2. 뒤에 벽이 있다 생각하고 목 전체를 뒤로 밉니다.

3. 고개를 통증 부위 반대로 젖힙니다.

4. 턱을 통증 부위 방향으로 돌립니다.

5. 양손으로 쇄골 아래쪽을 잡고 아래로 당깁니다.

6. 동시에 고개를 뒤로 더 젖혀줍니다.

7. 근육의 긴장감을 느끼면서 10~20초간 8~10회 반복합니다.

4. 목 아프고 팔이 저릴 땐? 사각근

경추 옆면(가로돌기) 2~7번부터 갈비뼈 1~2번에 붙어 있는 근육입니다. 사각근은 앞, 중간, 뒤 사각근으로 세 가지 근육이 합쳐진 형태입니다. 장기간 사용 시 쉽게 뻣뻣해지는 특징을 가지고 있고, 목 앞쪽, 특히 목젖 바로 뒤쪽이 아프면 사각근이 원인인 경우가 많습니다. 앞, 중간 사각근 사이에 신경이 지나가고 있는데, 앞, 중간 사각근이 과도하게 짧아지면 사각근 사이 간격이 좁아지면서 신경을 누르기 때문에 사각근 단축으로 인해 팔이 저릴 수도 있습니다. 척추 관련 질환이나 혈관 문제 없이 팔이 저리신 분들은 사각근 과사용으로 인한 사각근 단축을 의심해봐야 합니다.

사각근은 목 앞으로 숙임, 같은 방향 옆으로 목 젖힘, 반대 반향 목 회전, 1, 2번 갈비뼈 들어올림 등의 기능을 합니다.

사각근은 한쪽으로 턱을 괴고 있거나 고개를 한쪽으로 과도하기 치우친 채 작업하는 경우에 단축이 쉽게 일어날 수 있으니 주의해야 합니다. 사각근은 목에서 시작해 갈비뼈까지 붙는 근육으로 호흡에 관여하는 근육이기도 합니다. 흉식호흡

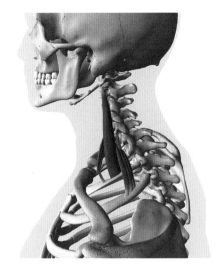
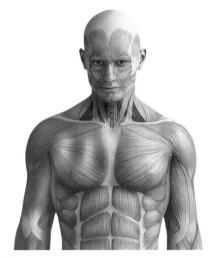

사각근

과 복식호흡이 적절한 비율로 일어나는 정상 호흡패턴을 가지고 있어야 하는데, 몸통 및 어깨를 위로 들어올리는 비정상적인 호흡 패턴을 가지고 있는 분들은 사각근 단축이 쉽게 일어납니다.

통증 해결을 위한 근육운동

사각근 역시 늘어나기 보다는 쉽게 단축되는 근육으로 근력 강화보다는 스트레칭을 해야 하는 근육입니다. 사각근 스트레칭은 쇄골 위쪽이나 목젖 옆이 아프거나, 척추 질환 또는 혈액 순환에 문제가 없음에도 불구하고 팔이 저린 분들에게 효과적입니다. 과도한 자극은 팔 저림을 더욱 심하게 만들 수 있으므로 근육이 약간 당기는 느낌 정도로 근육운동을 하는 것이 좋습니다.

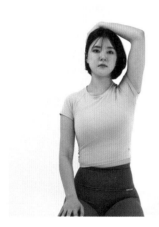 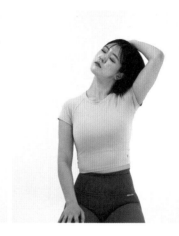

운동방법

1. 아픈쪽 어깨를 아래로 내립니다.

2. 고개를 정면, 위쪽, 아래쪽 서로 다른 방향을 향하게 하고 반대손으로 지그시 눌러줍니다.
   (앞, 중간, 뒤 근육 세 가지로 나눠져 있기 때문에 여러 방향으로 합니다)

3. 근육의 긴장감을 느끼면서 10~20초간 8~10회 반복합니다.

5. 목에도 코어 근육이? 목 심부 근육

보통 코어 근육이라고 하면 복부 근육이라고 생각합니다. 하지만 코어 근육은 복부뿐만 아니라 목에도 존재한다는 사실 알고 계신가요? 목에서는 앞서 말씀드린 큰 근육(상부승모근, 어깨올림근, 흉쇄유돌근, 사각근)외에 작은 근육(전두직근, 외측두직근, 두장근, 경장근 등) 같은 코어 근육도 존재합니다. 겉에 있는 큰 근육들은 강한 힘을 내면서 목을 크게 이리저리 움직이는 역할을 하지만, 오래 지속하지 못하고 금세 피로해집니다. 육상 선수로 치면 단거리 유형, 100m 달리기 선수입니다. 반면 속에 있는 작은 근육들은 강한 힘을 내지는 못하지만 척추 옆에 딱 붙어서 작게 작게 움직여 피로감을 훨씬 덜 느끼면서 목을 견고하게 만들어주는 역할을 합니다. 육상 선수로 치면 장거리 유형, 마라톤 선수입니다.

바른 자세를 취하고 작은 근육과 큰 근육을 적절한 비율로 사용해야 목에 무리가 가지 않겠지만, 여러 환경적인 이유로 바른 자세를 취하지 못하면 근육들의 사용 비율이 깨지면서 목의 안정성을 담당하는 작은 근육의 사용빈도가 낮아지고 목의 힘을 담당하는 큰 근육 사용빈도가 높아집니다. 이렇게 되면 큰 근육에 의해 필요이상으로 과도한 힘이 목에 가해지기 때문에 통증이 발생하기 쉽습니다.

그래서 바른 자세가 중요하지만, 장시간 작업을 하게 되면 바른 자세를 취할 수 없는 게 현실입니다. 이 때 평소에 목이 바른 자세에서 잘 쓰일 수 있도록 미리 근육운동을 하면 이전 효과(운동한 근육이 일상생활에서도 적용되는 효과)가 발생해 평소에 발생하는 근육의 피로도를 줄일 수 있습니다.

통증 해결을 위한 근육운동

고개가 앞으로 나와있는 일명 '거북목'을 가지고 있는 분들에게 효과적인 턱 당기기 운동

입니다. 뒷목이 당기는 느낌이나 목젖이 불편한 정도로 당기면 더 좋습니다.

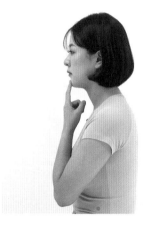
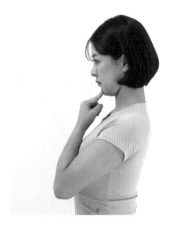

운동방법

1. 뒤에 벽이 있다고 생각하고 목 전체를 뒤로 밀어줍니다.

2. 고개를 아래쪽으로 가볍게 숙여줍니다.

3. 3~5초간 유지하고 10~15회 반복합니다.

TIP 익숙해지면 조금 강도를 높여 누워서 고개를 살짝 들면서 운동하는 것도 좋습니다.

근육운동으로 통증 해결한 사례

22세 남성으로 대학교 편입 준비하는 학생이 목 통증으로 내원했습니다. 하루에 14~16시간을 책상에 앉아 공부를 하는데 아침에는 괜찮지만 저녁에는 목이 아파 공부를 할 수 없을 정도라고 했습니다. 특히 날갯죽지가 너무 아프고 목이 떨어져 나갈 것 같다고 호소했습니다. 통증 정도를 물어봤을 때 10점 만점에 7점이라고 이야기했습니다.

자세히 통증 부위를 팔 펴보니 척추 뒤쪽 목 전체 근육과 앞쪽 쇄골 위쪽 부근이었습니다. 통증을 호소하는 부위로 봐서 어깨올림근 단축과 사각근 단축이 의심되어 검사를 실시했습니다. 어깨올림근 근육 단축이 의심되는 날개뼈가 아래로 처져있는 것을 확인하고, 사각근을 만지자 자지러질 듯한 통증을 호소했습니다.

주 1회 병원을 방문하여 어깨올림근과 사각근을 풀어주는 마사지 및 스트레칭, 근막 이완을 실시했으며, 어깨올림근과 사각근 근육 스트레칭을 집에서 매일 10~20초를 5~10회 하길 권했습니다. 또한 바른 자세를 유지하는 것이 무엇보다 중요하기 때문에 책상에서 공부를 할 때 한쪽으로 턱을 괴는 습관을 고치고 독서대를 사용하도록 권유했습니다.

편입 시험 준비로 계속해서 공부를 해야 하기 때문에 통증 경감 효과가 바로 나타나진 않았지만 9주차 방문 시에 통증 정도가 10점 만점에 4점으로 줄었고, 점심시간이 지나면 목이 아프기 시작했는데, 현재는 저녁시간 정도 되어야 목이 아프기 시작한다고 이야기했습니다. 지속적으로 스트레칭 및 바른 자세를 유지하도록 권했습니다.

주 호소	야간 목 통증, 날갯죽지 통증
문제점	1. 어깨올림근 단축 2. 사각근 단축 3. 책상에서 장기간 올바르지 못한 자세
운동처방	1. 어깨올림근 근육 스트레칭 (주 7회×10∼20초×10회) 2. 사각근 근육 스트레칭 (주 7회×10∼20초×10회) 3. 독서대를 이용한 바른 자세 유지

하루에도 수십 번
어깨를 주무르는 분을 위한
근육운동

어깨 통증은 전체 인구의 2.4~26% 정도로 흔히 볼 수 있는 질환입니다. 어깨 통증하면 오십대에 많이 발병해서 '오십견'이라는 별명이 붙은 유착관절낭염이 떠오르는데, 실제 어깨질환에서 차지하는 비중은 2~5.3% 정도입니다. 즉 오십견 외에 어깨 통증에 영향을 미치는 요소들이 많은데 근육 또한 어깨 통증에 많은 영향을 미칩니다. 어깨는 다른 관절과 다르게 골프공이 골프티 위에 올려져 있듯이 공중에 떠있는 구조물입니다. 이 떠있는 구조물을 어깨 주변에 붙어 있는 근육들이 붙잡고 균형을 유지하고 있기 때문에, 어깨 관절은 어느 관절보다도 근육의 역할이 중요합니다.

오십견 다음으로 유명한 질환은 '어깨충돌 증후군'입니다. 어깨 근육의 불균형, 근력 약화로 인해 어깨충돌 증후군이 발생합니다. 평소 잘못된 생활습관이나 자세로 승모근, 삼각근 등 큰 근육을 많이 사용하고 작은 근육을 적게 사용하면 어깨 주변 근육의 불균형이 발생하여 팔을 들어 올릴 때 어깨 관절이 평소보다 과도한 압박을 받습니다. 지속적인 압박을 받으면서 시간이 지나면 근육과 힘줄에 염증이 생기면서 공간이 더 좁아지게 되고 또 압박을 더욱 많이 받게 되어 악순환이 시작되면서 어깨 통증은 점점 심해집니다. 어깨 통증은 어깨 근육에 큰 영향을 받게 되므로 어깨 통증을 줄이려면 어깨 근육의 유연성과 근력, 특히 어깨를 둘러 싸고 있는 작은 근육들의 근력을 강화해야 합니다.

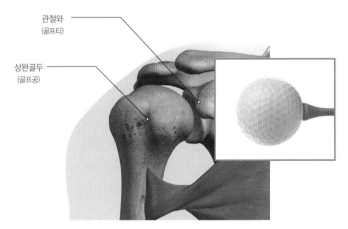

관절와
(골프티)

상완골두
(골프공)

상완골두 골프공과 핀 구조

어깨 통증의 원인이 되는 근육들

1. 어깨에도 코어 근육이 있다? 회근근개

복부 외에 목에도 코어 근육이 있듯이 어깨에도 코어 근육이 있습니다. 바로 '회전근개'입니다. 회전근개는 어깨를 중심으로 어깨 앞쪽에 견갑하근, 위쪽에 극상근, 어깨 뒤쪽에 극하근, 소원근이 붙어 있으며 어깨를 강하게 감싸고 있습니다. 회전근개와 그 위를 덮고 있는 큰 근육인 승모근, 어깨올림근, 광배근, 삼각근 등이 조화롭게 쓰여야 정상적인 움직임이 가능합니다. 정상적인 움직임을 가져야 어깨에 자극을 주는 불필요한 동작이 줄어들지만 창고업, 해운업, 페인트공, 목수 등 중강도 이상의 일을 휴식 없이 반복적으로 수행하거나 수영, 테니스, 야구와 같이 팔을 주로 사용하는 운동을 하는 사람들은 근육 불균형이 발생할 수 있습니다.

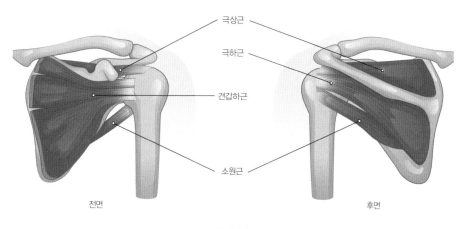

극상근
극하근
견갑하근
소원근

전면   후면

회전근개

회전근개 네 가지 모두 어깨 안전성에 기여를 하며 팔을 안으로 회전 및 모음(견갑하근), 팔을 들어올리면서 몸 가까이 붙임(극상근), 팔을 바깥으로 회전 및 뒤로 당김(극하근, 소원근)의 기능을 합니다.

팔을 어깨 높이로 올릴 때나 뒤로 젖힐 때 통증이 발생하고 저녁에 누우면 통증이 심해져 잠을 자기 어려운 것은 회전근개의 불균형 때문입니다.

통증 해결을 위한 근육운동

네 가지 근육을 개별적으로 운동해야 합니다. 근력 강화는 다양한 방법이 있지만, 탄력 밴드를 이용해서 운동하는 것을 권장합니다. 밴드 길이에 따라 여러 강도의 저항을 어깨에 줄 수 있기 때문입니다. 문고리나 기둥에 밴드를 묶고 운동하면 조금 더 편하게 할 수 있습니다.

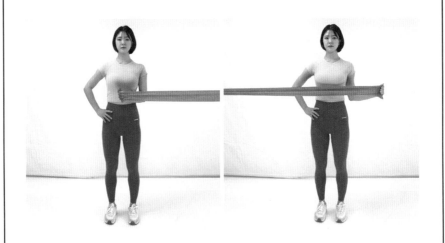

운동방법

1. 날개뼈 정렬을 위해 날개뼈를 모은다는 느낌으로 가슴을 살짝 펴줍니다.

2. 팔꿈치를 90도로 유지한 상태에서 왼손으로 밴드를 잡고 바깥쪽에서 몸쪽으로 당깁니다. 방향을 바꿔 오른손으로도 합니다.

3. 팔꿈치를 90도로 유지한 상태에서 왼손으로 밴드를 잡고 몸쪽에서 바깥쪽으로 당깁니다. 방향을 바꿔 오른손으로도 합니다.

4. 8~12회를 3~5세트 반복합니다.

2. 천사처럼 날개뼈가 톡 튀어 나와있어요! 전거근

어깨 통증이 있을 때 반드시 날개뼈 움직임을 확인해야 합니다. 날개뼈와 어깨관절은 밀접한 관련이 있는데 날개뼈의 비정상적인 움직임은 어깨 통증을 유발하기 때문입니다. 날개뼈 움직임에는 상·하부 승모근, 어깨올림근, 능형근, 광배근 등 많은 근육이 관여하지만 특히 천사처럼 날개뼈가 톡 튀어 나와 있다면 '전거근' 약화를 의심해야 합니다.

전거근은 갈비뼈 바깥쪽을 덮고 있는 커다란 근육으로 견갑골의 안쪽 가장자리에 붙어 있습니다. 전거근은 약해지기 쉬운 근육으로 전거근 약화로 근육을 잘 사용하지 못하는 어깨뿐만 아니라 목이나 등까지 통증이 발생합니다.

전거근은 날개뼈를 앞으로 밀고, 위쪽으로 회전하고, 고정시키는 기능을 합니다.

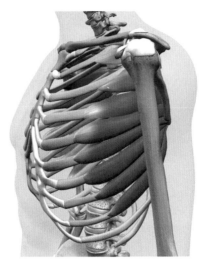

전거근

전거근은 팔을 위로 드는 데 있어서 매우 중요한 역할을 합니다. 팔을 들 때 전거근은 견갑골을 위로 돌려주며 어깨의 안정성을 높입니다. 하지만 전거근 약화로 인해 위로 견갑골을 돌려주지 못한다면 안정성이 떨어져 팔을 들 때 보상작용으로 견갑골을 귀쪽으로 붙여서 듭니다. 그러나 이러한 움직임은 어깨관절의 공간을 좁게 만들어 어깨충돌 증후군이나 회전근개 파열의 원인이 됩니다.

근육운동을 통해 전거근을 강화시킨다면 팔을 넓은 범위로 움직이게끔 도와서 상부승모근이나 어깨올림근의 보상작용을 막아 어깨에 발생하는 통증을 줄일 수 있습니다. 손을 앞으로 내밀었을 때 날개뼈가 툭 튀어나오거나 벽에 기대서 팔을 들어 올릴 때 날개뼈가 벽에 걸리는 느낌이 난다면 전거근 약화를 의심해 볼 수 있습니다.

통증 해결을 위한 근육운동

전완부를 벽에 기대고 쓸어 올리는 '벽 슬라이드 업 운동(wall slide up exercise)'이 대표적입니다. 팔을 들어올리고 내릴 때 전거근을 쓰지 않고 팔만 쓰는 분들에게 전거근을 잘 사용할 수 있도록 도와주는 효과적인 운동입니다.

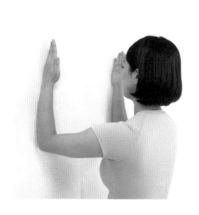 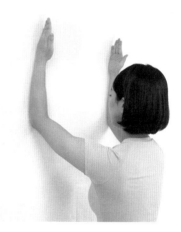

운동방법

1. 팔을 11자로 만들고 등을 살짝 뒤로 빼면서 벽에 가볍게 기댑니다.
2. 몸이 앞으로 가면서 날개가 튀어나오지 않도록 몸통을 고정하고 팔은 11자를 유지한 채 들어줍니다.
3. 자세를 유지하고 내려줍니다.
4. 8~12회를 3~5세트 반복합니다.

3. 어깨가 동그랗게 말려있는 라운드 숄더. 소흉근, 대흉근, 광배근

어깨 통증이 있다면 '라운드 숄더'라는 말을 들어봤을 것입니다. 어깨가 동그랗게 말려 있어 어깨관절의 공간을 좁게 만들어 어깨관절 손상을 일으킵니다. 어깨를 동그랗게 만드는 데에는 여러 근육이 영향을 미치지만 특히 소흉근의 영향이 큽니다. 소흉근은 갈비뼈 3~5에서 어깨 바로 옆에 오훼돌기라는 콩알 같이 만져지는 뼈까지 붙어 있는 근육입니다.

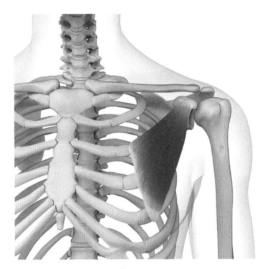

소흉근

소흉근은 공중에 떠있는 날개뼈를 갈비뼈에 고정, 날개뼈를 앞쪽 아래로 당기는 역할을 합니다.

어깨 관절의 공간 확보를 위해서는 견갑골이 뒤로 밀리는 동시에 뒤쪽으로 기울어져야 합니다. 하지만 단축되기 쉬운 성질을 가진 소흉근은 근육이 짧아지면 견갑골을 앞쪽으로 기울게 만들어 기능적인 어깨의 충돌을 일으킵니다.

소흉근은 날개뼈에 붙어 있어 날개뼈를 앞으로 당겨 어깨를 동그랗게 만들고 대흉근, 광배근은 팔에 붙어서 팔을 안쪽으로 당겨 어깨를 동그랗게 만듭니다. 최근 크로스핏이나 웨이트를 통해 근육을 키우는 분이 많은데, 운동 시 어깨 통증이 있다면 차렷 자세에서 손바닥이 뒤를 보고 있거나 혹은 어깨가 말려 있는지 확인해 보는 것이 좋습니다. 손바닥이 정면을 보게 하는 바깥쪽 회전 운동은 하지 않고 예쁜 몸매를 위해 대흉근 운동(팔굽혀 펴기, 벤치 프레스)이나 광배근 운동(턱걸이, 렛풀다운)을 주로 했다면 팔을 안쪽 회전하는 대흉근과 광배근이 과도하게 단축되어 어깨 통증을 유발할 수 있습니다. 이때는 소흉근, 대흉근, 광배근의 유연성을 갖출 수 있도록 근육 스트레칭을 해서 어깨관절 공간을 확보해 줘야 합니다.

통증 해결을 위한 근육운동

'코너 스트레칭'입니다. 코너에서 양팔을 들고 스트레칭하는 동작으로 적당한 코너가 없으면 방문 사이 또는 한 손으로 벽을 잡고 운동하셔도 됩니다. 주의사항은 팔꿈치를 벽에 붙여야 하는 것입니다. 팔꿈치가 떨어지면 어깨가 과도하게 앞으로 밀려 어깨 손상을 유발할 수도 있습니다.

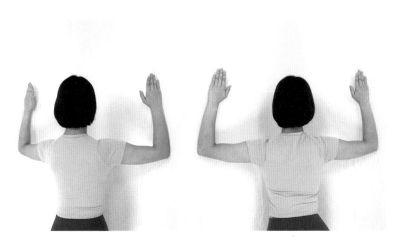

운동방법

1. 팔을 벽(방문) 사이에 위치합니다.

2. 허리는 고정하고 가슴을 앞으로 내밉니다.

3. 어깨 주변부가 당기는 느낌을 받으면서 10~20초간 8~10회 반복합니다.

4. 팔을 올리기도 하고 내리기도 해서 팔 위치를 바꾸면서 스트레칭 합니다.

4. 구부정하지 않고 꼿꼿한 등신(등의 신)이 되세요!

다양한 어깨 치료를 받아봤지만 효과가 없는 분들은 등이 구부정한지 확인할 필요가 있습니다. 등이 꼿꼿이 펴진 상태에서 팔을 움직여야 정상적인 움직임이 되는데 등이 굽어져 있으면 상대적으로 어깨관절의 공간이 줄어들어 속에 있는 근육들이 뼈에 부딪히면서 집히는 현상이 생겨 어깨의 장애와 손상을 유발할 수 있습니다. 불안정성을 줄이기 위해 등을 굽히면서 머리 위로 팔을 올려서 작업하는 작업자에게 쉽게 증상이 나타납니다.

등이 굽은 원인은 여러 가지가 있지만 등에 있는 근육의 약화도 하나의 원인이 됩니다. 등에 있는 흉추는 C자 모양으로 흉추 뒤쪽 등 근육은 더 이상 흉추가 동그랗게 말리지 않도록 잡아주는 역할을 합니다. 컴퓨터 작업을 하거나 책상에 앉아 공부하는 등 일상생활 시 과도하게 등을 굽힌 상태에서 장시간 있게 되면 등 뒤쪽 근육은 늘어나면서 근육의 힘이 약해집니다. 그 결과 뒤쪽에서 근육들이 흉추를 잡아주지 못해 앞으로 쏠리는 악순환을 반복합니다. 등 근육을 활성화하는 근력운동을 통해 이 악순환의 고리를 끊어야 합니다.

통증 해결을 위한 근육운동

등을 펴도록 도와줄 뿐 아니라 날개뼈를 안정화하도록 만드는 운동입니다. 무릎이 아픈 분들은 무릎을 조금 펴서 무릎 통증이 없는 범위 내에서 하면 됩니다.

운동방법

1. 발을 조금 앞으로 내밀고 발끝과 무릎 끝이 직선이 되도록 무릎을 살짝 굽힙니다.
2. 머리, 등, 허리, 손등, 팔꿈치는 벽에 붙입니다.

3. 모든 신체 부위가 벽에서 떨어지지 않도록 유지하고, 팔을 위아래로 움직입니다.

4. 8~12회를 3~5세트 반복합니다.

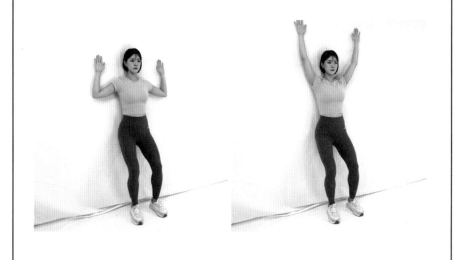

근육운동으로 통증 해결한 사례

 39세 남성 환자로 우측 어깨 통증으로 내원했습니다. 직업은 소방관으로 특별히 다친 적이 없는데 어느 순간 어깨가 아프기 시작했고, 팔이 올라가지 않고 밤에 아파서 잠을 못 잘 정도로 통증이 심해지자 병원을 찾았습니다. 진료 결과 회전근개 염증, 특히 극상근 힘줄에 염증이 있었습니다. 3주 간격으로 주사 치료 2회 및 약물 치료를 한 후 운동센터에 방문했습니다.

주사와 약물 치료 이후 방문했을 당시에는 통증이 없고, 각도 또한 제한이 없어 재발방지를 위한 운동을 알려드렸습니다. 먼저 어깨 모양을 확인했는데, 오른쪽 날개뼈가 왼쪽에 비해 심하게 도드라져 보였습니다. 전거근 약화가 의심되어 근력 검사를 시행하니 좌측에 비해서 현저히 약해져 있었습니다. 또한 양 어깨가 안으로 말려 있는 모습이 보여 소흉근의 단축을 의심했고, 침대에 누웠을 때 어깨가 3~5cm, 대략 손가락 두 마디 이상 떠 있으면 어깨가 말려 있다고 보는데 왼쪽 어깨는 세 마디, 오른쪽 어깨는 네 마디가 떠 있는 모습을 확인했습니다.

직업 특성상 팔을 사용하는 경우가 많으므로 재발할 가능성이 충분하기 때문에 현재 통증이 없더라도 재발방지 차원에서 운동을 권했습니다. 현재 신체 상태 개선을 위해 전거근 강화운동인 벽 슬라이드 업(주 3회 × 10회 × 3~5세트)과 소흉근 단축을 해결하기 위해 코너 스트레칭(매일 × 10~20초 × 10회), 그리고 극상근 염증이 생겼기 때문에 극상근 외 전반적인 회전근개 강화를 위해 밴드를 이용한 회근근개 강화운동(주 3회 × 10회 × 3~5세트)을 알려드렸습니다.

주 호소	우측 어깨 통증. 야간에 심해짐
문제점	1. 전거근 약화 2. 소흉근 단축
운동처방	1. 전거근 강화운동, wall slide up exercise (주 3회×10회×3~5세트) 2. 코너 스트레칭 (주 7회×10~20초×10회) 3. 회전근개 강화 밴드운동 (주 3회×10회×3~5세트)

03

운동할 때마다 팔꿈치가 아픈 분을 위한 근육운동

팔꿈치 통증은 일상 생활에서 흔히 발생하는데 설거지나 수건 짜기 등 반복적으로 강하게 쥐는 동작을 하는 전업 주부, 시계를 고치거나 세탁소 바느질 등 섬세한 동작을 지속적으로 사용하는 직업군, 연장을 사용하여 강하게 비트는 동작을 자주 하는 직업군에서도 발생합니다.

팔꿈치 주변, 주로 내측 팔꿈치와 외측 팔꿈치에 염증이 발생하면 휴식, 약물, 주사 등으로 염증을 줄여야 합니다. 초기 가벼운 통증일 때는 염증을 줄이는 약물과 주사 치료, 통증을 증가시킬 수 있는 반복적인 동작을 줄이거나 휴식을 취하며 마사지와 스트레칭, 근력운동을 실시하는 것만으로도 통증을 완화하거나 재발을 방지할 수 있습니다.

통증이 줄어들었다 하여 섣불리 일을 시작하면 통증이 재발될 가능성이 크기 때문에 반드시 근력 강화운동을 한 후 일로 복귀해야 합니다. 복귀 시 가운데가 불룩 튀어나와 있는 팔꿈치 통증을 위한 전용 보호대를 착용하는 것을 권장합니다. 팔꿈치 주변에 붙어 있는 근육이 팔꿈치를 잡아 당겨서 통증이나 염증을 유발하므로 볼록 튀어나온 부분의 근육이 팔꿈치 주변에서 사용되지 않도록 억제하는 것이 좋습니다. 작업을 수행할 때 팔꿈치 보호대를 착용하면 팔꿈치 근육이 중간에 차단되어 팔꿈치까지 영향을 미치지 못해 통증이 줄어든 상태로 작업을 할 수 있습니다.

팔꿈치 통증의 원인이 되는 근육들

1. 물건을 들거나 세게 쥘 때 팔꿈치 안쪽이 아픈 골프 엘보우!
팔꿈치 안쪽 근육들

팔꿈치 안쪽에는 노쪽손목굽힘근, 긴손바닥근, 자쪽손목굽힘근, 얕은손가락굽힘근, 깊은손가락굽힘근 등 많은 근육이 있습니다. 이 근육들은 이름처럼 대부분 손목을 안으로 굽히고, 손가락을 쥐는 동작을 합니다. 움직임은 손목과 손에서 나타나지만 이 근육들은 대부분 팔꿈치 안쪽에서부터 시작합니다. 그렇게 때문에 손을 많이 사용하면 비교적 약하게 붙어 있는 팔꿈치 힘줄에서 증상이 나타나게 됩니다.

과도하게 손목이나 손가락을 굽히는 동작이나 무거운 물건을 꽉 쥐는 동작을 자주하는 작업자들에게 흔히 나타납니다. 또한 스포츠 활동 중에도 발생합니다. 일명 '골프 엘보우'라고 하며 아마추어 골퍼에게 자주 나타납니다. 골프 엘보우는 골프채

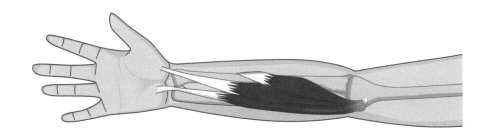

팔꿈치 안쪽 근육

가 공에 닿는 임팩트 시 발생하는 반발력이 팔꿈치에 전해져 발생하며 바늘로 쑤시는 듯이 아픈 증상입니다. 이런 증상들은 근육 스트레칭과 근력운동으로 해결할수 있습니다.

통증 해결을 위한 근육운동

1. 팔꿈치 안쪽 근육 스트레칭

팔꿈치 안쪽에는 여러 근육이 붙어 있기 때문에 다양한 방향으로 자극을 주는 것이 좋습니다. 기본적으로는 손바닥이 앞으로 보이게 스트레칭하지만, 팔꿈치를 펴기도 하고 구부리기도 하고, 팔꿈치 안쪽이 위를 보게도 하고, 아래를 보게도 하는 등 다양한 방향으로 스트레칭해 줍니다.

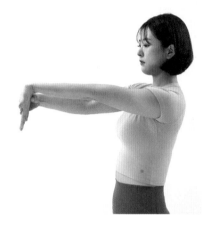
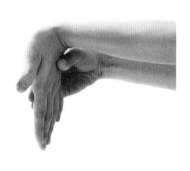

운동방법

1. 손바닥이 하늘을 보게 하고 반대손으로 2∼5번째 손가락을 움켜쥡니다.

2. 손목을 아래로 젖히면서 동시에 팔을 쭉 펴줍니다.

   TIP 팔꿈치를 구부려서도 하고, 손바닥이 바닥을 보게 하며 운동해 줍니다.

3. 팔꿈치 안쪽 근육이 늘어남을 느끼면서 10∼20초간 8∼10회 반복합니다.

• • •

2. 팔꿈치 안쪽 근육 근력운동

아령이나 가벼운 물건 등으로 운동을 해도 무방하지만, 탄력 밴드로 운동하길 추천합니다. 탄력 밴드가 늘어났다 줄어들면서 다양한 저항을 줄 수 있기 때문입니다.

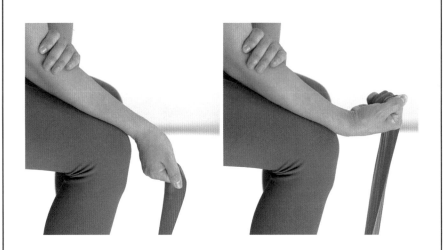

운동방법

1. 밴드를 밟고 손바닥이 하늘을 보게 한 후 통증이 없는 범위만큼 밴드를 당겨 쥡니다.

2. 손이 밖으로 나오도록 책상 끝이나 무릎 끝에 위치합니다.

3. 밴드 저항을 이겨내며 손목을 최대한 구부립니다.

4. 밴드 저항을 느끼면서 손목을 천천히 내립니다.

5. 8~12회를 3~5세트 반복합니다.

2. 팔꿈치 바깥쪽이 따끔따끔한 테니스 엘보우! 팔꿈치 바깥쪽 근육들

팔꿈치 바깥쪽에는 긴노쪽손목폄근, 짧은노쪽손목폄근, 손가락폄근, 짧은엄지폄근 등 많은 근육이 있습니다. 이 근육들 역시 이름처럼 대부분 손목을 밖으로 펴고, 손가락을 펴는 동작을 합니다. 이 근육들도 대부분 팔꿈치 바깥쪽에서부터 근육이 시작합니다. 팔꿈치 안쪽 통증과 마찬가지로 손을 사용하게 되면 비교적 약한 조직인 팔꿈치에서 통증이 나타납니다. 팔꿈치 안쪽 통증보다 바깥쪽 통증이 더 흔한데, 그 이유는 안쪽 근육들보다 바깥쪽 근육들이 훨씬 얇고 강도가 약하기 때문입니다. 특히 짧은노쪽손목폄근에 의한 통증이 생기는 경우가 많은데 이 근육의 유연성과 힘을 갖는 것은 통증 경감과 예방에 아주 중요합니다.

망치질이나 작업 도구를 사용할 때 손목을 위로 젖힌 채 작업하는 현장직에서 많이 발생하며 마우스나 키보드를 사용할 때 너무 높게 위치해 장기간 컴퓨터를 사용하는 사무직에게도 발생합니다. 사무직의 경우는 마우스나 키보드에 푹신한 패드를 사용해 손목이 덜 젖히도록 만들어서 손목 근육 사용을 줄여 통증을 줄일 수 있습니다. 바깥쪽 통증 역시 스포츠활동 중에도 발생하는데 일명 '테니스 엘보우'라고 불리우며 테니스 운동 시 잘못된 백 스트로크 동작이나 부적절한 라켓의 그립 선택 등으로 인해 손목을 젖히는 신전근에 지속적인 스트레스가 가해져 발생합니다. 이런 바깥쪽 통증 역시 근육 스트레칭과 근력운동으로 해결할 수 있습니다.

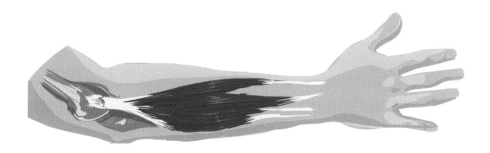

팔꿈치 바깥쪽 근육

통증 해결을 위한 근육운동

1. 팔꿈치 바깥쪽 근육 스트레칭

팔꿈치 바깥쪽 역시 많은 근육이 붙어 있기 때문에 다양한 방향으로 자극을 주는 것이 좋습니다. 방법은 팔꿈치 안쪽 근육 스트레칭과 같습니다.

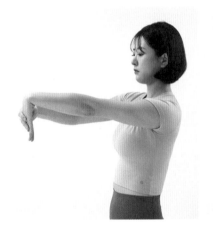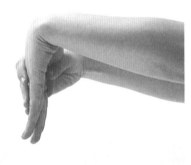

운동방법

1. 손등이 하늘을 보게 하고 반대손으로 1~4번째 손가락을 움켜쥡니다.

2. 손목을 아래로 구부리면서 동시에 팔을 쭉 펴줍니다.

> **TIP** 팔꿈치를 구부려서도 하고, 손바닥이 하늘을 보게 하며 운동해 줍니다.

3. 팔꿈치 바깥쪽 근육이 늘어남을 느끼면서 10~20초간 8~10회 반복합니다.

2. 팔꿈치 바깥쪽 근육 근력운동

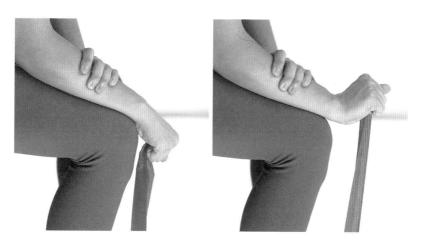

운동방법

1. 밴드를 지그시 밟고 손등이 하늘을 보게 한 후 통증이 없는 범위만큼 밴드를 당겨 줍니다.

2. 손이 밖으로 나오도록 책상 끝이나 무릎 끝에 위치합니다.

3. 밴드 저항을 이겨내며 손목을 최대한 젖힙니다.

4. 밴드 저항을 느끼면서 손목을 천천히 내립니다.

5. 8~12회를 3~5세트 반복합니다.

근육운동으로 통증 해결한 사례

52세 여성 환자로 세탁소를 운영하시는 분인데 옷을 위로 걸거나 다리미를 사용하려고 다리미를 들어 올릴 때 통증이 심하여서 내원하셨습니다. 외측상과염 진단을 받고 3주 간격 주사 치료 2회, 체외충격파 2회, 약물 치료 후 유지 관리 및 재발 방지를 위한 운동 교육을 목적으로 운동센터를 방문하셨습니다. 주사, 약물 치료 후 통증은 없는 상태나 자주 재발이 되어 재발에 대한 두려움이 있다고 했습니다.

바깥쪽 팔꿈치 근육 길이 검사 시 긴노쪽손목폄근, 짧은노쪽손목폄근 단축을 보였고, 특히 외측상과염의 주요 원인인 짧은노쪽손목폄근을 만졌을 때 상당한 통증을 호소하셨습니다. 악력 검사 결과 손상측 17.6kg, 정상측 25.3kg으로 손상측이 정상에 비해 69.5% 수준으로 근력이 약해져 있음을 확인했습니다.

바깥쪽 근육의 유연성 증가를 위해 바깥쪽 팔꿈치 스트레칭(주 7회× 10~20초×10회), 바깥 근육 근력 강화를 위해 탄력 밴드를 이용한 바깥쪽 근육 근력운동(주 3회×10회×3~5세트), 작업 중 재발 방지를 위해 쉴 때는 착용하지 않고 작업할 때만 착용하도록 팔꿈치 보호대 착용을 권장했습니다.

주 호소	외측 팔꿈치 통증
문제점	1. 바깥쪽 팔꿈치 손목폄근 단축 2. 악력 약화
운동처방	1. 바깥쪽 팔꿈치 손목폄근 스트레칭 (주 7회×10~20초×10회) 2. 바깥쪽 팔꿈치 손목폄근 근력운동 (주 3회×10회×3~5세트) 3. 팔꿈치 보호대 착용 권고

허리 아파서
세수를 못하는 분을 위한
근육운동

주변을 둘러보면 통증이 없는 분을 찾기 힘들 정도로 흔한 질환이 허리 통증입니다. 인류의 대표적인 고질병인 허리 통증은 직립보행을 하는 인간에게 필연적으로 발생할 가능성이 높습니다. 허리 통증의 원인은 흔히 알려진 허리 디스크부터 척추협착증, 척추전방전위증 등 여러 원인이 있고, 연간 발병률은 1.5~36%에 달합니다. 남성보다 여성에게 유병률이 더 높고, 나이가 많을수록 통증 강도가 심해지는 경향을 보입니다.

허리의 휘어짐 정도는 척추 건강에 큰 역할을 합니다. 기립 동물인 인간에게 최적의 무게 분산이 가능하도록 하여 추간판 사이의 신경들을 압박하지 않게 공간을 유지하는 역할을 하는 것이 중요합니다. 적절한 허리의 굴곡이 사라진다는 것은 추간판 사이의 공간이 작아진다는 것을 의미하고, 이러한 현상은 허리 통증과 신경학적 증상들을 야기합니다.

사무실에서 컴퓨터 작업을 할 때 엉덩이를 앞으로 쭉 빼고 장시간 앉아 있어 허리가 오랜 시간 펴져 있는 분들, 뒷굽이 높은 구두를 신고 장기간 서 있어 허리가 오랜 시간 과도하게 앞으로 가는 힘을 받는 등 나쁜 자세로 인해 근육이 불균형하게 작용하면 근육이 약해지거나 또는 너무 뻣뻣해지면서 허리 통증이 발생할 가능성이 높습니다. 허리 근육의 불균형은 근력운동으로 정상적인 허리의 모양을 만들고 이와 관련된 통증이나 신경학적 문제들을 해결할 수 있습니다.

허리 통증의 원인이 되는 근육들

1. 허리 통증 해결의 핵심! 코어 근육

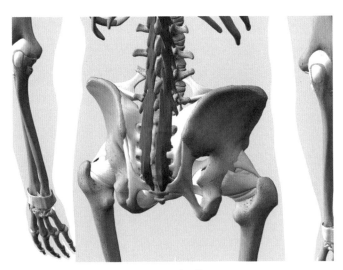

허리 코어 근육

척추 주변의 허리 근육은 목 근육과 마찬가지로 큰 근육과 작은 근육(코어 근육으로 알려져 있는 근육)으로 나눌 수 있습니다. 큰 근육은 무거운 물건을 드는 등 강한 힘이 필요할 때 작용하지만 오래 버티지 못하고, 작은 근육은 큰 힘은 발휘하지 못하지만 오래 버티는 능력을 가지고 있어 자세를 유지하는 등 장시간 같은 동작을 유지할 때 필요한 근육입니다.

큰 근육과 작은 근육은 조화롭게 사용되어야 하는데, 장시간 잘못된 자세, 즉 정상에서 벗어난 상태를 하고 있으면 자세를 유지하는 척추 바로 옆에 붙어 있는 작은 근육은 지속적으로 늘어나 있거나 짧아져 있는 상태로 정상적인 기능을 하지 못하고 대신 큰 근육을 사용합니다. 큰 근육이 충분한 힘을 가지고 있어 잘 버텨주면 다행이지만, 쉽게 피로해지는 근육이기 때문에 장시간 잘못된 자세를 취하면 근육에 피로도가 급격하게 쌓여 관절을 압박해 통증을 만들기도 하고 근육 자체에서도 통증이 발생합니다.

하지만 바른 자세를 취해 속에 있는 작은 근육, 코어 근육이 잘 작용하도록 환경을 만들어주고, 약해진 작은 근육을 강화시켜 더욱 잘 작용하게 만들어 큰 근육 사용을 줄인다면 코어 근육운동으로 통증을 해결할 수 있습니다.

통증 해결을 위한 근육운동

과학적으로 입증된 코어 운동의 대표적인 운동들입니다. 벌레가 죽은 모양과 비슷해 이름이 붙여진 데드벅(dead bug) 과 개가 네발을 짚고 있는 준비 동작과 새가 날아가는 모양과 닮아서 이름이 붙여진 버드독(bird dog)입니다. 운동할 때 팔이나 다리에 통증이 있다면 통증 없는 범위 내에서 실시하고, 강도를 높이려면 덤벨을 들고 합니다.

1. 누워서 팔다리 교차로 들고 내리기 (덤벨 데드벅)

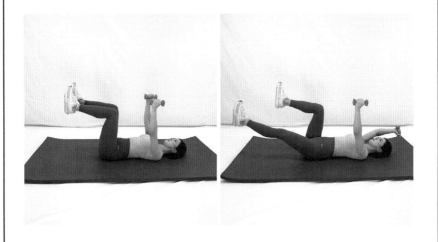

운동방법

1. 덤벨을 들고 누운 자세로 무릎을 굽히고 골반은 흔들리지 않게 고정한 채 팔과 다리를 90도로 들어 올립니다.

2. 한쪽 팔과 반대쪽 다리를 동시에 들어 올리고 내립니다.

3. 이때 허리는 평평하게 하여 바닥에 밀착시키고 몸통을 고정합니다.

4. 양쪽을 번갈아 실시하며 8~12회를 3~5세트 반복합니다.

• • •

2. 네발기기 자세에서 팔다리 교차로 들고 내리기 (덤벨 버드독)

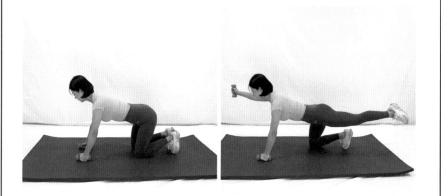

운동방법

1. 덤벨을 들고 네발기기 자세로 팔과 다리를 90도로 만듭니다.

2. 등을 편평하게 유지하고 팔 다리를 앞뒤로 뻗어줍니다.

3. 팔이나 다리를 과도하게 들어 허리가 휘어지지 않게 같은 높이로 유지합니다.

4. 양쪽을 번갈아 실시하며 8~12회를 3~5세트 반복합니다.

2. 허리 근육이 약하다면 안전한 허리 강화운동을!

큰 근육에 비해 작은 근육이 자세 유지와 허리 통증에 많은 영향을 미치지만, 큰 근육과 작은 근육은 결국에는 조화롭게 작용해야 합니다. 작은 근육을 키우는 데는 많은 시간이 필요하니 그 기간 동안 큰 근육이 잘 버텨내도록 근육을 만들어 준다면 통증을 예방하거나 줄일 수 있습니다.

하지만 큰 근육을 과하게 운동하면 근육이 관절에 영향을 미치거나 근육 자체에 극심한 통증을 유발할 수 있기 때문에 안전하게 해야 합니다.

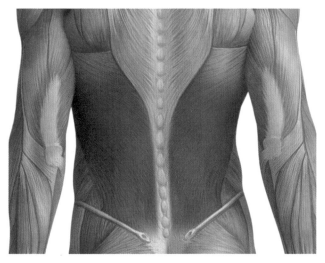

허리 근육

통증 해결을 위한 근육운동

엉덩이 들기입니다. p215 무릎 통증 편에 나오는 엉덩이 들기와 잘 구분해야 하는데 중요한 것은 발 위치입니다. 발이 몸에 가까울수록 엉덩이와 허리운동이고, 발이 몸과 멀어질수록 뒤 허벅지운동입니다. 발을 몸에 가까이 두고 엉덩이를 들어주는 동작을 하면 됩니다. 허리운동은 잘못하면 심각한 통증이 생길 수 있기 때문에 몸에 맞는 강도의 운동을 하는 것이 중요합니다. 처음 10개 1세트를 실시하고, 다음 날 통증이 없으면 10개 2세트, 다음 날 통증이 없으면 10개 3세트, 다음 날 통증이 살짝 발생하면 10개 2세트로 낮추면서 몸에 맞게 조금씩 강도를 늘리고 줄여가는 것이 좋습니다.

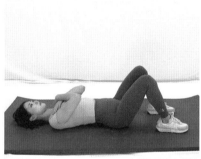 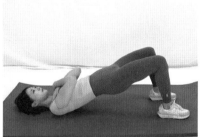

운동방법

1. 누워서 팔을 가슴에 겹쳐 모으고 무릎을 세웁니다.

2. 몸이 일자가 될 수 있는 만큼만 올리고 버틴 후 천천히 내립니다.

   TIP 엉덩이를 들 때 허리 통증이 없는 범위 내에서만 합니다.
   통증을 참으면서 운동할 필요는 없습니다.

3. 8~12회를 3~5세트 반복합니다.

3. 복근이 약하면 허리 통증이 생길 수 있다?

복근은 가슴뼈 볼록 튀어나온 곳에서 골반 아래 치골까지 길게 뻗어 있는 근육으로 '식스팩', '초콜릿 근육' 등으로 유명합니다. 복근은 몸을 동그랗게 말거나 뒤로 젖혀졌을 때 버텨주는 역할을 합니다. 복근이 약하면 허리 통증이 생길 수 있습니다. 서서 허리를 뒤로 젖히는 동작을 할 때 앞쪽에서 복근이 몸이 뒤로 넘어가지 않게 잡아줘야 합니다. 하지만 복근이 약한 분들(특히 허리를 뒤로 젖히면 몸이 덜덜 떨리는 분들)은 복근이 충분히 허리를 잡아주지 못해 그 압력이 고스란히 허리관절로 가게 되어 허리 통증이 발생하는 것입니다. 몸을 뒤로 젖혀서 일하는 작업자들(천장 전기 공사 등)에게 허리 통증이 발생했다면 복근의 약화를 의심해 볼 수 있습니다.

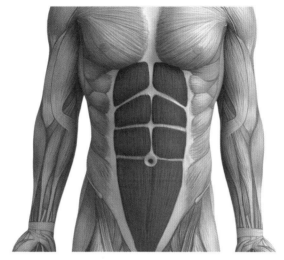

복근

통증 해결을 위한 근육운동

과도한 복근운동은 오히려 허리 통증을 일으킬 수 있습니다. 운동의 전제 조건은 '허리 통증이 없는 범위 내에서' 하는 것입니다.

1. 변형 윗몸 일으키기 (상복부 운동)

우리가 알고 있는 윗몸일으키기와는 조금 다르게 작은 범위에서 운동합니다. 허리 통증이나 목 통증을 유발할 수 있기 때문입니다.

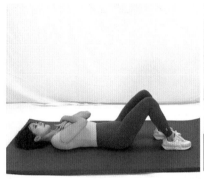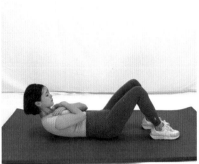

운동방법

1. 무릎을 세우고 천장을 바라보고 눕습니다.

2. 양팔을 가슴에 겹쳐 모으고 턱을 당기면서 상체를 듭니다.

3. 과도하게 상체를 일으키지 말고 허리는 바닥에 붙인 채 운동합니다.

4. 8~12회를 3~5세트 반복합니다.

• • •

2. 천천히 다리 내리기 (하복부 운동)

이 동작 역시 허리 통증을 유발할 수 있습니다. 허리가 뜨지 않게 바닥에 붙여서 운동하는 것이 중요하며 통증 없는 범위만큼만 다리를 내리도록 합니다. 한발씩 해보고 힘이 생기면 두발을 동시에 실시합니다.

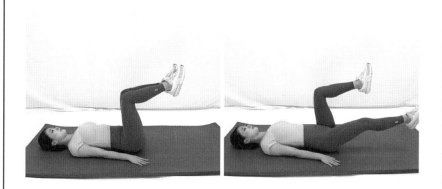

운동방법

1. 무릎을 90도로 세워 들고 배꼽을 바닥으로 살짝 당겨 허리를 바닥에 붙입니다.

2. 골반이 돌아가거나 허리가 뜨지 않게 배에 힘을 준 상태로 한발씩 다리를 천천히 뻗었다 올립니다.

3. 다리가 바닥에 닿지 않도록 하며 양발을 번갈아가면서 실시합니다.

4. 8~12회를 3~5세트 반복합니다.

4. 허리가 한쪽만 아프거나 휘어져 있다? 허리네모근

허리네모근은 골반 뒤쪽에서 만져지는 장골능에서 12번째 갈비뼈 아래 쪽과 요추 1~4번 옆면에 붙어 있습니다. 그래서 보통 등 아래쪽과 골반 바로 위쪽이 아픈데 허리가 한쪽만 유달리 아프면 허리네모근이 원인이라고 의심할 수 있습니다.

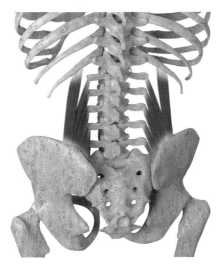

허리네모근

허리네모근은 몸통을 측면으로 구부리고, 허리를 뒤로 젖히는 기능을 합니다. 또한 물건을 들 때, 숨을 내쉴 때, 갈비뼈를 고정할 때 작용합니다.

허리네모근은 평소 자주 움직이는 양쪽의 척추와 골반에 붙어 있고 일상생활에서 발생하는 동작들에 많이 작용하기 때문에, 보통 가지고 있는 힘보다 과사용할 가능성이 높고 그에 따라 통증이 발생합니다. 허리네모근이 과도하게 늘어나고 부하를 많이 받는 자세에서 오랜 시간 사용되게 되면 결국 경련을 일으키고, 이것이 통증으로 이어질 수 있습니다. 허리네모근은 단축되기 쉬운 성질을 가진 근육으로 근육 스트레칭은 허리 통증, 특히 골반 바로 위쪽에 발생하는 통증 완화에 효과적입니다.

통증 해결을 위한 근육운동

골반부터 허리 옆이 늘어나는 느낌이 나도록 운동합니다. 몸이 틀어지거나 다리가 들리지 않게 주의하며 운동합니다. 허리 통증이 없는 범위 내에서만 실시합니다.

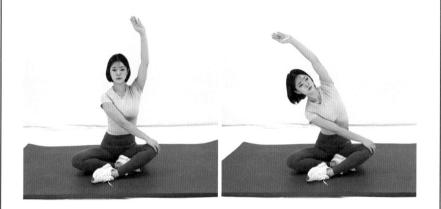

운동방법

1. 책상다리를 하고 앉습니다.

2. 통증이 있는 쪽 다리를 반대쪽 팔을 X로 하여 지그시 누릅니다. 한쪽 팔은 최대한 위로 높이 뻗습니다.

3. 팔을 위로 뻗은 채 통증 부위가 최대한 늘어나도록 반대편으로 몸을 기울입니다.

4. 옆쪽 허리 근육의 긴장감을 느끼면서 10~20초간 8~10회 반복합니다.

5. 허벅지 뒤쪽 근육 유연성 부족이 허리 통증의 원인이 될 수도 있다. 햄스트링

뒤허벅지 근육인 햄스트링은 의자에 앉았을 때 엉덩이 아래쪽에 볼록 튀어나온 뼈부터 무릎 뒤쪽 정강이 뼈까지 길게 붙어 있는 근육으로 세 개 근육(대퇴이두근, 반건양근, 반막양근)으로 이루어져 있습니다. 햄스트링의 유연성을 확인하는 간단한 검사로 어린시절 체육시간에 유연성 검사를 하듯이 서 있는 상태에서 무릎을 펴고 허리를 숙여 손을 바닥에 짚어봅니다. 이때 손이 바닥이 닿지 않고 무릎 정도밖에 내리지 못하는 분들은 햄스트링 뻣뻣함을 의심해볼 수 있습니다.

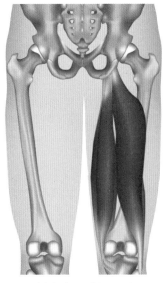

허벅지 뒤쪽 근육(햄스트링)

유연성이 떨어진 햄스트링 근육은 골반을 뒤쪽으로 회전시켜서 척추가 가지는 정상적으로 앞으로 휘어진 모양을 없애고 평평하게 펴지도록 만듭니다. 뻣뻣해진 햄스트링이 모든 동작에서 골반을 뒤로 기울어지게 만들어 정상적인 척추 움직임을 가져가지 못해 허리에 통증을 유발합니다. 햄스트링의 유연성을 확보하여 골반이 뒤로 가는 것을 줄여준다면 허리 통증을 줄일 수 있습니다.

통증 해결을 위한 근육운동

뒤허벅지 스트레칭을 통해 근육이나 힘줄의 유연성이 증가해 허리 통증을 줄이고 근육의 수축을 원활하게 만들어 부상을 예방합니다.

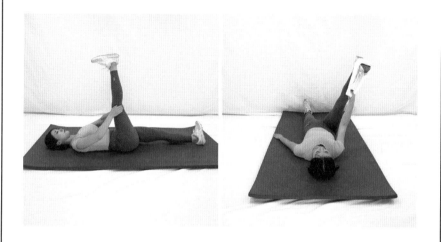

운동방법

1. 바닥에 누워 통증이 있는 다리를 90도로 듭니다.

2. 허벅지 뒤쪽에 양손으로 깍지를 낍니다.

3. 무릎을 최대한 펴줍니다.

4. 근육의 긴장감을 느끼면서 10~20초간 8~10회 반복합니다.

> **TIP** 방향을 안쪽, 바깥쪽으로 바꾸면 각각 바깥쪽 햄스트링, 안쪽 햄스트링을 구분해서 스트레칭 할 수 있습니다. 수건 등을 이용해서 할 수도 있습니다.

근육운동으로 통증 해결한 사례

38세 남성이 허리 통증 및 경미한 다리 저림으로 내원하셨습니다. 직업은 버스 운전기사로 하루 대부분을 운전하면서 보낸다고 했습니다. 다른 병원에서 진료 결과 X-ray에서 요추 4~5번에 약간 공간이 줄어들어 있고, MRI에서도 요추 4~5번에 허리디스크 증상이 보이지만 경미한 수준이라는 소견을 듣고 왔습니다. 저희 병원 진료 결과도 다른 병원과 마찬가지여서 근육운동으로 해결하기로 했습니다.

먼저 무릎을 펴고 서서 허리를 숙여 손을 뻗는 유연성 검사 결과 무릎 정도 밖에 내리지 못해 햄스트링 뻣뻣함이 의심되어 누워서 다리를 펴고 다리를 올리는 직거상 검사를 했는데 양쪽 다 60도에도 미치지 못하는 수준이었습니다. 햄스트링 뻣뻣함을 확인했습니다.

이어 자세 평가에서 오른쪽에 기어 스틱을 잡는 운전 습관으로 인해 오른쪽으로 몸이 기울어져 있는 것을 확인했고, 허리네모근 길이 검사 결과 허리네모근 단축을 확인했습니다. 상하복부 검사에서도 근력 약화를 발견했습니다. 허리 근력 검사는 통증으로 인해 실시하지 못했으나 약해졌을 것이라고 생각합니다.

장시간 취하고 있는 나쁜 자세, 햄스트링 뻣뻣함, 허리네모근 단축, 상하복부 근력 약화를 확인하고 관련 근육운동을 시작했습니다.

먼저 운전할 때 너무 오른쪽으로 몸을 기울이지 않도록 권유했습니다. 이어 햄스트링과 허리네모근의 유연성을 확보하도록 햄스트링과 허리네모근 스트레칭을 실시했습니다. 현재 허리 통증으로 상·하복부 근력운동이나 코어운동, 허리운동은 실시하지 못하지만 통증이 절반이상 줄어들면 운동할 수 있도록 근력운동을 알려 주었습니다. 스트레칭은 10~20초×10회를 매일, 근력운동은 10회 3~5세트를 주 3회 하도록 권장했습니다.

주 호소	허리 통증, 다리 저림
문제점	1. 햄스트링 단축 2. 운전 습관으로 인한 허리네모근 단축 3. 상복부, 하복부 근력 약화
운동처방	1. 햄스트링 스트레칭 (주 7회×10~20초×10회) 2. 허리네모근 스트레칭 (주 7회×10~20초×10회) 3. 코어운동1, 데드벅 (주 3회×10회×3~5세트) 4. 코어운동2, 버드독 (주 3회×10회×3~5세트) 5. 허리 근력운동, 엉덩이 들기 (주 3회×10회×3~5세트)

고관절을 두드리는 것이
습관이 된 분을 위한
근육운동

고관절 통증은 관절염, 관절와순 파열, 연골 병변, 인대 손상, 대퇴비구충돌 증후군, 구조적 불안정 등 원인이 다양합니다. 관절염이나 관절와순 파열, 연골 병변 등으로 인한 통증은 X-ray나 MRI 등과 같은 영상의학 검사를 통해 진단을 받고 치료 방향을 잡기가 비교적 수월하지만, 대퇴비구충돌 증후군, 구조적 불안정 등에 의한 통증은 영상의학 검사 상에 나타나지 않을 수 있습니다. 그래서 통증의 원인을 제대로 알지 못하고 만성 통증에 시달리는 경우가 많습니다.

고령에서 나타나는 고관절 통증의 가장 흔한 원인은 관절염입니다. 성인의 고관절 관절염 유병률이 0.4%~27%에 달하고, 여성보다 남성에게 더 흔합니다. 관절염의 경우 관절이 딱딱하게 굳거나, 근육의 약해짐이 동반되므로 관절염이 있는 경우에도 근육 스트레칭과 근력 강화운동은 통증을 개선하고 관절염이 더 악화되는 것을 막아주는 역할을 합니다.

영상의학 검사 상 특이 소견은 나타나지 않지만 고관절 부위에서 통증은 없는데 소리가 나거나, 혹은 통증을 동반하며 소리가 나는 경우들도 흔한데, 고관절을 자주 사용하는 경우(사이클, 마라톤, 발레 등) 이러한 증상이 생길 수 있습니다. 이러한 증상들은 장요근, 중둔근, 장경인대 등 근육의 문제로 인해 발생할 수 있어 대퇴골두와 윤활낭, 그 주변을 감싸고 있는 근육들의 스트레칭과 근력운동을 하면 적절한 압박력과 근육의 움직임을 되찾고 고관절 통증 및 소리가 나는 것을 완화할 수 있습니다.

고관절 통증의 원인이 되는 근육들

1. 골반 앞을 툭툭 치는 습관이 있으세요? 장요근

고관절 앞에 위치하는 장요근은 허리부터 대퇴골까지 허리, 골반, 고관절의 움직임에 관여하는 근육입니다. 가만히 서 있을 때 고관절 앞쪽을 툭툭 치는 습관이 있거나 가끔씩 다리가 바닥에 끌리거나 고관절과 허리 통증이 동시에 있을 때 이 근육의 단축 및 근력 약화를 의심해야 합니다.

장요근은 고관절 굴곡, 즉 서 있을 때 '다리를 들어올리는 기능'을 합니다. 장요근이 늘어나도록 만드는 습관(엉덩이를 앞으로 쭉 빼고 있는 습관을 가지고 있거나 배를 내밀고 한쪽으로 짝다리를 하는 등) 때문에 장요근의 근력이 약해질 수 있습니다. 이 상태에서 다리를 들어올리면 없는 힘으로 무거운 다리를 들어올리려다보니 고관절에 과도한 힘이 가해져 고관절 앞쪽에 통증이 발생할 수 있습니다. 하지만 장요근은

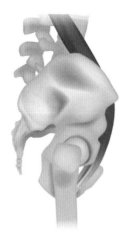
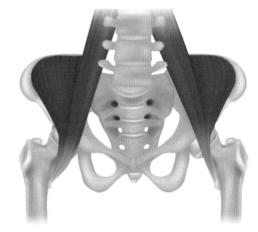

장요근

늘어나는 것만큼 단축되기 쉬운 근육으로 근육이 단축되어도, 늘어나도 고관절 통증을 야기할 수 있습니다. 따라서 장요근의 단축과 늘어남으로 인한 약화를 잘 파악하여 적절한 스트레칭 및 근력 강화운동을 시행하는 것이 중요합니다.

통증 해결을 위한 근육운동

1. 장요근 스트레칭

고관절 유연성이 부족한 분들을 위한 스트레칭입니다. 늘어나는 느낌이 나지 않는다면 뻣뻣하지 않은 것이니 억지로 운동할 필요는 없습니다.

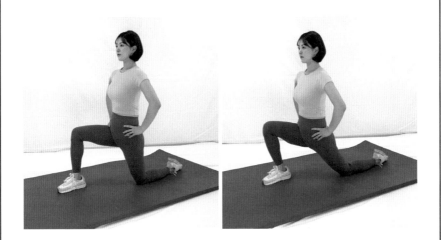

운동방법

1. 한발을 뒤로 빼고 한발로 지탱하고 반대쪽 다리는 무릎을 꿇고 앉습니다.

2. 몸 전체를 앞으로 내밀면서 고관절 앞쪽이 늘어나는 것을 느낍니다.

   TIP 허리를 과도하게 젖히지 않게 주의합니다.

3. 근육의 긴장감을 느끼면서 10~20초간 8~10회 반복합니다.

• • •

2. 장요근 강화운동

의자에 앉은 상태에서 허리를 반듯이 세워 다리를 들었을 때 다리를 들어올리기 힘들거나 반대쪽 다리와 차이가 있다면 근력이 약한 것으로 생각할 수 있습니다. 운동할 때 다리를 비틀어서 올리거나 몸통을 뒤로 젖히면서 다리를 들어올리는 보상 작용이 없어야 합니다.

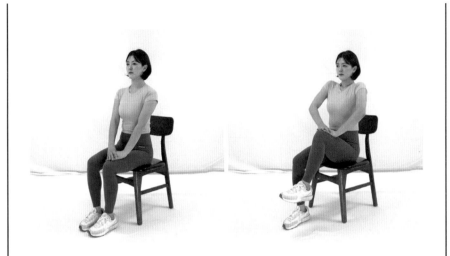

운동방법

1. 허리를 반듯하게 세우고 의자에 앉습니다.

2. 발이 안으로 들어오거나 밖으로 나가지 않도록 무릎과 일직선 상에 놓습니다.

3. 허리가 뒤로 가거나 앞으로 가지 않게 잘 고정한 채 다리를 일자로 들어올립니다.

4. 8~12회를 3~5세트 반복합니다.

2. 골반이 옆으로 빠지는 느낌이 있으세요? 중둔근

고관절 옆에 위치하는 중둔근은 골반 옆에서 만져지는 커다란 뼈인 장골부터 다리 제일 위쪽 옆면에 툭 튀어 나와 있는 뼈인 대퇴골 대전자까지 붙어 있는 근육입니다. 가만히 서 있을 때 골반 옆을 툭툭 치는 습관이 있거나 한쪽 골반이 옆으로 틀어져 있거나 고관절이 빠지는 듯한 느낌이 난다면 중둔근의 문제를 의심할 수 있습니다.

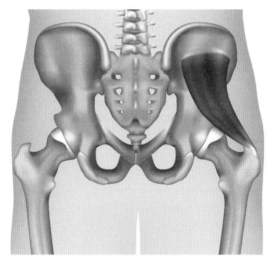

중둔근

중둔근의 주요 기능은 '다리를 옆으로 벌리는 것'입니다. 특히 서 있을 때 근육이 수축하면서 골반이 옆으로 빠지지 않게 골반을 잡아주는 역할을 해 고관절 안정성에 큰 기여를 합니다.

중둔근은 약해지기 쉬운 성질을 가지고 있습니다. 한쪽으로만 짝다리를 하는 습관을 가지고 있거나, 무릎 안장다리나 평발 때문에 허벅지가 과도하게 비스듬하게 기울어져 있거나, 중둔근 대신 대퇴장막근을 사용하는 경우 중둔근의 근력 약화가 발생합니다. 중둔근이 고관절을 충분히 잡아주지 못해 대퇴골의 대전자가 계속 옆으로 빠지면서 주변 조직에 손상을 입혀 통증이 발생할 수 있습니다. 이때 중둔근 약화가 있다면 중둔근 강화운동을 통해 고관절 옆면 통증 완화 및 고관절이 빠지는 듯한 느낌을 줄일 수 있습니다.

통증 해결을 위한 근육운동

중둔근 강화운동은 중둔근의 근력 강화뿐만 아니라 다리를 벌리거나 한발로 체중을 버틸

때 중둔근보다 중둔근 바로 앞에 붙어 있는 대퇴장막근을 주로 사용하는 분들에게 중둔

근을 우선으로 사용할 수 있도록 만드는 운동입니다.

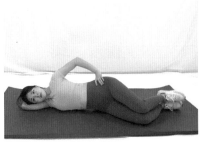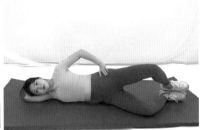

운동방법

1. 팔 베개를 하고 옆으로 눕습니다.

2. 고관절을 60도, 무릎을 90도 구부립니다.

3. 골반이 돌아가지 않도록 다리를 최대한 벌립니다.

4. 엉덩이 옆과 뒤쪽에 힘이 들어가는 것을 느끼면서 8~12회를 3~5세트 반복합니다.

3. 바지를 살 때 엉덩이는 남는데 허벅지는 꽉 끼세요? 대둔근

바지를 사면 허벅지는 꽉 끼는데 엉덩이는 많이 남는 분들은 엉덩이 근육인 대둔근에 주목해야 합니다. 대둔근은 엉덩이 뒤쪽에서 만져지는 골반뼈인 천골 후면에서 뒤쪽 대퇴골 윗 부분의 뼈인 둔근조면과 장경인대에 붙어 있는 근육입니다.

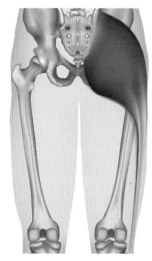

대둔근

대둔근은 다리를 뒤로 밀고, 다리를 바깥쪽으로 돌리고, 다리를 벌리기도 모으기도 합니다.

대둔근 역시 중둔근과 마찬가지로 약해지기 쉬운 성질을 가지고 있습니다. 또한 중둔근 대신 대퇴장막근이 쓰이듯이 대둔근 대신 대둔근 아래쪽에 붙어 있는 근육인 햄스트링을 대신 사용하는 경향이 있습니다.

다리를 뒤로 미는 동작을 하거나 고관절 뒤쪽 안정성을 유지하는 데 대둔근을 사용하지 않고 햄스트링만 사용하는 분들은 대둔근은 계속 퇴화가 되고, 햄스트링은 계속 강화가 되어 허벅지는 굵어지고 엉덩이는 빈약해집니다. 과도하게 강해지고 뻣뻣해진 햄스트링에는 스포츠 활동 시 햄스트링이 찢어지는 손상이 발생할 수 있고, 퇴화되고 약해진 대둔근에는 대둔근이 충분히 고관절을 받쳐 주지 못해 고관절에 불안정성이 생겨 고관절 통증이 발생할 수 있습니다.

따라서 허벅지는 굵은데 엉덩이가 다소 빈약하다고 생각하는 분들은 대둔근 근력 강화운동을 꼭 해야 하며, 햄스트링보다 대둔근이 우선으로 쓰이도록 만들어야 합니다.

통증 해결을 위한 근육운동

대둔근 강화운동의 목적은 대둔근의 근력 강화, 다리를 뒤로 밀 때 햄스트링보다 대둔근이 우선으로 사용할 수 있도록 하는 것입니다.

운동방법

1. 무릎을 90도 구부린 상태로 엎드립니다.
2. 다리를 20도 벌리고, 발을 20도 만큼 안으로 돌린 후 20도만 들어줍니다.(20 ,20, 20법칙)

TIP 다리를 너무 많이 들면 허리가 쓰이니 정해진 각도만 운동합니다. 허리, 엉덩이, 햄스트링 중 엉덩이에 힘이 가장 많이 들어가는 것을 느끼면서 운동합니다.

3. 엉덩이에 힘이 들어가는 것을 느끼면서 8~12회를 3~5세트 반복합니다.

TIP 햄스트링에 힘이 들어간다면 무릎을 조금 더 구부려서 햄스트링에 힘을 뺀 후 진행하면 좋습니다.

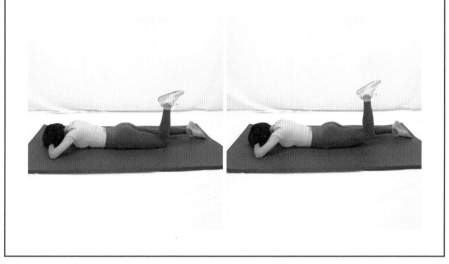

4. 다리가 저릴 때 허리 디스크가 아니라 근육의 문제일 수도 있다! 이상근

다리가 저린 원인은 다양하나 대부분 허리 디스크 때문인 경우가 많습니다. 하지만 허리가 원인이 아니라 고관절 근육 때문에 다리가 저릴 수도 있습니다. 바로 이상근이라는 근육입니다. 이상근은 꼬리뼈 근처 천장관절에서 골반 아래 툭 튀어나온 뼈인 대퇴골의 대전자까지 붙어 있는 근육입니다.

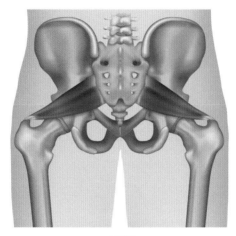

이상근

이상근은 서 있을 때 다리를 밖으로 회전하고, 다리를 구부릴 때 벌려주고, 고관절 뒤쪽에서 안정성을 부여하는 역할을 합니다.

여러 유형이 있지만 보통 이상근 사이에 좌골신경이 지나가는데 한쪽으로 짝다리를 많이 하거나 다리를 꼬고 앉는 등 잘못된 생활습관을 가지고 있는 분들은 이상근이 짧아집니다. 그리고 이상근 사이에 있는 좌골신경이 압박을 받으면 평소 이상으로 강하게 눌리게 됩니다. 그로 인해 허리 디스크와 유사하게 엉덩이 뒤쪽부터 허벅지 뒤쪽으로 타고 내려오는 통증 및 다리 저림이 발생할 수 있습니다.

허리에 특별한 문제가 없는데 엉덩이 뒤쪽 통증이나 다리 저림이 있다면 이상근 스트레칭으로 근육을 잘 풀어주는 것만으로도 골반 통증이나 다리 저림을 해결할 수 있습니다.

통증 해결을 위한 근육운동

관절이 너무 뻣뻣해서 동작을 하기 힘든 분들이나 바닥에 앉기 힘든 분들은 침대나 소파

끝에서 한쪽 다리 내린 채로 운동하는 것을 권장합니다.

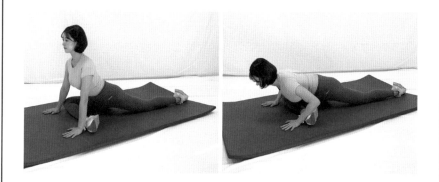

운동방법

1. 한쪽 다리를 걸치고 앉습니다.

2. 무릎을 고관절과 일직선이 되도록 위치합니다.

3. 반대 다리는 뒤로 빼고 허리를 최대한 펴줍니다.

4. 허리를 편 채 몸을 앞으로 숙입니다.

5. 엉덩이 뒤쪽 근육의 당김을 느끼면서 10~20초간 8~10회 반복합니다.

근육운동으로 통증 해결한 사례

35세 여성이 오른쪽 골반 주위 통증 때문에 내원했습니다. X-ray나 MRI에는 특별한 소견 보이지 않으나 전반적인 고관절 근육이 약하다는 소견을 듣고 내원한 것입니다.

그녀는 초등학교부터 중학교까지 발레 선수를 했는데 그 때도 심한 골반통으로 운동을 그만뒀다고 합니다. 이에 고관절 불안정증을 의심하고 더 많은 평가를 실시했습니다.

먼저 체형에서 고관절 외전근인 중둔근 약화가 의심되는 안장다리와 평발, 고관절 신전근인 대둔근 약화가 의심되는 허벅지는 굵고 엉덩이는 납작한 모습을 확인할 수 있었습니다.

오른쪽 고관절 각도를 확인해보니 모든 동작에서 정상보다 훨씬 더 많은 각도가 나왔습니다(유연한 것이 다 좋은 것은 아닙니다). 이어 고관절 근력을 확인해 보았는데 고관절 굴곡(앞으로 들기), 외전(옆으로 들기), 신전(뒤로 들기)에서 저항을 전혀 버티지 못하는 정도인 5점 만점에 3점으로 Fair 등급이었습니다. 단 1초도 버티지 못하고 다리가 툭 떨어졌습니다. 그러니 고관절이 얼마나 아프고 힘들었을까요?

고관절 불안정증을 확인하고 느슨해진 고관절 주변을 강화하기 위한 운동을 시작했습니다. 고관절 굴곡근(장요근) 강화운동인 앉아서 다리 들기, 고관절 외전근(중둔근) 강화운동인 옆으로 누워서 다리 벌리기, 고관절 신전근(대둔근) 강화운동인 엎드려서 다리 뒤로 들기를 주 3회, 10회, 3~5세트 했습니다. 고관절 유연성은 충분하기 때문에 스트레칭은 할 필요가 없었습니다. 오히려 관절이 느슨한 분들은 스트레칭을 하지 않는 것이 좋습니다.

12주 뒤 통증은 10점 만점의 7점에서 2점으로 줄었고, 빈도 역시 절반 이하로 줄어들었다고 했습니다. 고관절 각도는 그대로였지만 근력 평가에서 모든 각도에서 5점 만점에 4점 이상을 보였습니다. 12주만에 이런 결과라니 운동을 정말 열심히 한 듯 합니다. 근력 강화를 통해 고관절에 안정성이 생겨 조직들에 가해지는 자극들이 줄어들어 통증이 줄어든 것입니다. 20년 가까이 고관절이 늘어난 상태에서 지냈기 때문에 단기간에 통증을 잡기는 어렵다는 것을 설명하고 지속적인 근력운동을 하도록 권유했습니다.

주 호소	심한 골반통
문제점	1. 과도한 유연성 2. 장요근 약화 3. 중둔근 약화 4. 대둔근 약화
운동처방	1. 고관절 스트레칭 금지 2. 장요근 강화운동, 앉아서 다리 들기 (주 3회×10회×3~5세트) 3. 중둔근 강화운동, 옆으로 누워서 다리 벌리기 (주 3회×10회×3~5세트) 4. 대둔근 강화운동, 엎드려서 다리 뒤로 들기 (주 3회×10회×3~5세트)

계단 내려올 때
무릎이 아픈 분을 위한
근육운동

무릎 통증은 성인들 사이에서 흔히 발생합니다. 우리의 체중을 떠받치고 있는 무릎은 걷기, 구부리기, 서기, 들어올리기와 같은 일상적인 활동으로 인한 일반적인 마모나 달리기, 점프 등이 포함된 스포츠 활동으로 인해 통증이 발생합니다. 많은 분이 무릎이 시리다, 시큰거린다, 부었다, 열이 난다, 찌르는 거 같다, 힘이 없다, 휘청거린다, 불안해서 땅을 디딜 수가 없다 등 다양한 증상을 호소합니다.

무릎에서 가장 중요한 근육은 허벅지 근육입니다. 허벅지 근육은 무릎 통증에 관여할 뿐만 아니라 70%의 포도당을 저장하는 혈당 창고로 당뇨 차단막 역할을 합니다. 혈당이 혈액 속에서 떠다니지 않고 근육의 에너지원으로 사용되도록 하여 혈당을 조절하는 것이 근육의 역할인데, 그 중에서 가장 큰 역할을 하는 것이 바로 허벅지 근육입니다. 허벅지 근육 스트레칭과 근력운동으로 무릎 통증과 혈당 조절이라는 두 마리 토끼를 잡을 수 있습니다.

무릎 통증의 원인이 되는 근육

1. 무릎 앞쪽이 시리고 아프다? 대퇴사두근

앞 허벅지 근육인 대퇴사두근은 골반 배꼽 옆에 툭 튀어나온 뼈부터 슬개건까지 길게 붙어 있는 근육으로 대퇴직근, 외측광근, 중간광근, 내측광근 이렇게 네 개의 근육으로 이루어져 있습니다. 앞쪽 허벅지의 저하된 유연성이나 근력 약화로 인해서 앞 무릎 통증, 연골연화증, 슬개건염, 대퇴슬개 통증 등이 발생할 수 있습니다.

대퇴사두근은 무릎을 펴고 무릎을 들어올리는 기능을 합니다. 무릎 앞쪽이 불편한 느낌이나 통증이 있다면 근육 스트레칭을 통해 대퇴사두근을 유연하게 하고 근력 강화를 통해 힘을 키운다면 일상생활이나 스포츠활동 시 무릎 관절이나 인대, 힘줄이 받는 힘이 상대적으로 줄어들어 통증을 줄일 수 있습니다.

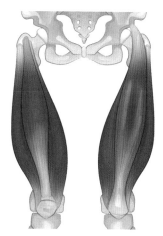

대퇴사두근

통증 해결을 위한 근육운동

1. 앞 허벅지 스트레칭

앞 허벅지 스트레칭을 통해 근육이나 힘줄의 유연성을 만들어 통증을 줄이고 근수축을 원활하게 만듭니다.

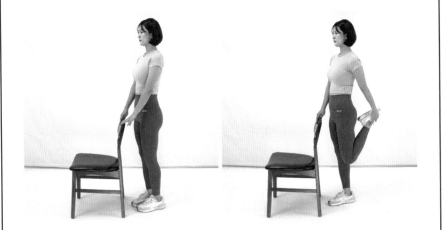

운동방법

1. 의자나 벽을 잡습니다.

2. 통증이 있는 다리를 뒤로 들어올려 발목을 잡습니다.

3. 발뒤꿈치를 최대한 엉덩이 쪽으로 당깁니다.

4. 앞 허벅지가 당기는 느낌이 날 때까지 무릎을 지그시 뒤로 밀어줍니다.

TIP 이때 허리는 일자를 유지해야 합니다. 허리를 뒤로 과도하게 젖히면 안 됩니다.

5. 근육의 긴장감을 느끼면서 10~20초간 8~10회 반복합니다.

• • •

2. 앉았다 일어서기 (스쿼트)

스쿼트는 대퇴사두근뿐만 아니라 엉덩이 근육, 햄스트링, 종아리 근육을 포함해 다리 근육 강화에 좋습니다. 우리 몸의 절반을 차지하고 있는 하체 근육을 사용함으로써 몸 전체 근육을 만듭니다. 운동의 강도가 높을수록 심폐 기능 단련에 좋으며 혈관벽의 두께, 혈류의 흐름 개선, 심혈관계 기관의 기능이 좋아집니다. 그리고 일반적으로 운동할 때 생기는 부상은 코어 근육이 약하거나 인대 또는 결합 조직이 약할 때 발생하는데 하지 근육을 강화하는 스쿼트는 운동 중 입는 부상을 방지하는 효과도 있습니다.

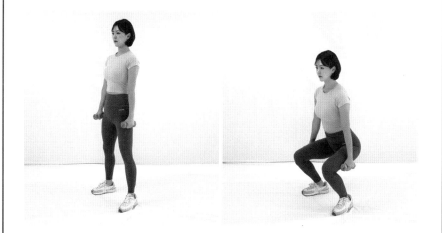

운동방법

1. 어깨너비 정도로 다리를 벌리고 발끝을 11자 또는 약간 바깥을 향하게(5~7도) 섭니다. 맨손으로 할 수도 있지만 조금 강도를 높이려면 덤벨을 들고 하는 것이 좋습니다.

2. 의자에 앉는 듯한 느낌으로 통증이 없는 범위까지 무릎을 굽히며 엉덩이를 뒤로 빼면서 천천히 앉습니다.

3. 이 때 무릎이 발끝보다 앞으로 나가지 않게, 무릎이 안으로 모이지 않게 주의합니다.

4. 앉은 자세에서 3~5초간 수축을 유지합니다.

5. 바닥을 누른다는 느낌으로 조금 빠르게 일어납니다.

6. 8~12회를 3~5세트 반복합니다.

2. 무릎이 뒤쪽으로 빠지는 느낌이 나면서 아플 땐? 햄스트링

햄스트링은 무릎을 구부리고 고관절을 펴는 기능을 합니다. 그리고 강하게 달려 나가는 가속과 속도를 줄이는 감속에 큰 역할을 합니다. 햄스트링의 저하된 유연 성이나 근력 약화로 인해 햄스트링 염좌, 무릎이 뒤로 빠짐, 대퇴사두근과의 근육 불균형으로 인한 무릎관절 손상 등이 발생합니다. 그리고 가속과 감속의 조절능력 이 떨어져 무릎 부상을 초래합니다.

따라서 평소 고강도 운동을 많이 하는 분들은 반드시 유연성을 키워야 합니다. 또한 여성, 특히 청소년의 경우 무릎이 지속적으로 뒤로 빠지는 느낌이 든다면 햄 스트링 약화를 의심해야 합니다. 뒤로 빠지는 자극을 무릎이 반복적으로 받게 되면 무릎관절의 구조물들, 특히 관절 연골이나 반월연골판 손상이 일어날 확률이 매우 높기 때문에 햄스트링 근력을 확인하고 근력 강화를 통해 반드시 해결해야 합니다.

통증 해결을 위한 근육운동

엉덩이 들기는 대표적인 허리운동으로 불리지만 뒤 허벅지운동으로도 좋습니다. 앞 허벅지 근육만큼 뒤 허벅지도 중요한데, 앞뒤 허벅지 균형이 뒤 허벅지, 앞 허벅지가 55~60이 이루어져야 무릎에 안정성을 부여할 수 있습니다. 햄스트링은 큰 움직임에서 하지 균형을 유지하는 데 상당히 기여하므로 몸의 중심을 잘 잡지 못해 낙상 위험이 있는 분에게 추천하는 운동입니다.

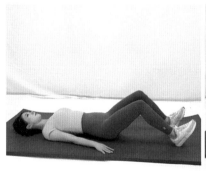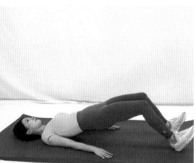

운동방법

1. 바닥에 누워서 무릎을 90도 각도로 구부리고 발뒤꿈치로 무게 중심을 잡습니다.

2. 발의 위치를 엉덩이에서 멀게 하여 엉덩이나 허리보다는 햄스트링에 힘이 들어가도록 합니다. 햄스트링에 힘이 들어가는 것을 느끼면서 몸이 허벅지와 일직선상에 놓일 때까지 들어올립니다.

3. 허리 통증이 없는 범위 내에서 3~5초간 엉덩이를 들고 있습니다.

4. 바닥에 닿을 때까지 천천히 엉덩이를 내립니다.

5. 8~12회를 3~5세트 반복합니다.

TIP 더 높은 난이도를 원한다면 엉덩이를 들고 발뒤꿈치를 엉덩이까지 가지고 왔다가 다시 멀어지게 만들면서 누워서 걷는 연습을 합니다.

3. 무릎 바깥쪽이 아프고 시릴 땐? 장경인대 증후군

장경인대는 골반 뼈 옆면에서 무릎 외측에 툭 튀어나와 있는 외측상과까지 길게 붙어 있는 인대로 신체에서 가장 단단한 인대입니다. 엉덩이 근육과 이어져 있고, 대퇴골의 1/3 지점에서 대퇴장막근과도 붙어 있어 엉덩이 근육과 대퇴장막근의 수축에 따라 장경인대의 움직임은 달라집니다. 장경인대는 짧아지기 쉬운 구조물로 무릎 바깥쪽에서 통증이 발생하는데 무릎이 30도 정도 구부러졌을 때 통증이 증가한다면 장경인대를 주요 원인으로 생각할 수 있습니다.

장경인대는 무릎 들어올림, 다리 벌림, 다리 안으로 회전, 무릎 굽힘, 무릎 밖으로 회전하는 기능을 합니다.

MRI나 무릎 검사상 특별한 이상이 없는데 통증이 있는 분들 중 무릎 뼈가 약간 외측으로 빠져 있거나, 무릎이 안장다리인 경향이 있거나, 발바닥이 평발인 분들은 장경인대의 단축으로 인한 무릎 통증을 의심할 수 있습니다.

엉덩이 근육과 대퇴장막근 사이에 장경인대가 붙어 있는데 엉덩이 근육을 제대로 사용하지 못하고 대퇴장막근을 주로 사용하시는 분들에게 많이 발생합니다. 대퇴장막근 수축으로 인해 과도하게 장경인대를 사용하면 무릎의 장경인대가 붙어 있는 지점에 과도한 마찰이 생겨 그로 인한 통증이 발생하기 쉽습니다.

통증 해결을 위한 근육운동

1. 장경인대 스트레칭

장경인대는 아주 단단한 인대로 생각보다 많은 힘을 가해서 운동해야 합니다. 쉽게 늘어나지 않는 성질이 있어 장기간 지속적으로 늘려야 합니다.

운동방법

1. 두 무릎을 세우고 하늘을 보고 눕습니다.
2. 통증이 없는 반대발을 무릎 위에 얹습니다.

3. 통증이 있는 무릎을 바닥으로 지그시 누릅니다. 이 때 허리가 뜨지 않도록 주의합니다.

4. 고관절이나 허벅지 옆면의 긴장감을 느끼면서 10~20초간 8~10회 반복합니다.

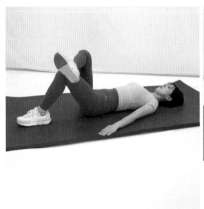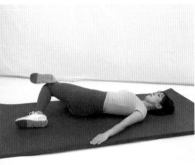

• • •

2. 엉덩이 근육 활성화 운동 (고블렛 스쿼트)

대퇴장막근 사용을 억제하고 엉덩이 근육을 활성화하기 위한 운동입니다. 안장다리, 평발
등을 가지고 있는 분들에게 효과적인 운동입니다.

운동방법

1. 무릎 위에 밴드를 낍니다.

2. 발을 어깨너비로 벌립니다.

3. 발과 무릎을 일직선 상에 놓습니다.

4. 손을 모읍니다. (케틀벨 등 무거운 물건을 잡아도 됩니다.)

5. 무릎 중앙을 새끼발가락 위에 놓는다는 생각으로 무릎을 살짝 벌리면서 앉습니다.
이 때 엄지발가락이 떨어지지 않도록 주의합니다.

6. 팔꿈치로 밴드를 살짝 터치하고 올라옵니다.

7. 8~12회를 3~5세트 반복합니다

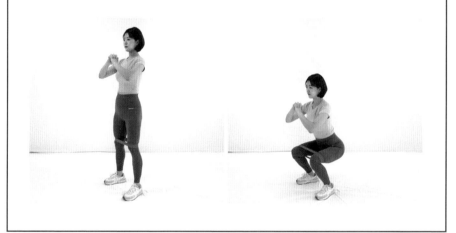

4. 무릎이 흔들흔들 할 땐? 내측광근

내측광근은 대퇴골 앞쪽에서 무릎 안쪽까지 붙어 있는 비교적 길이가 긴 근육입니다. 내측광근은 무릎 0~30도 사이에 가장 많이 작용하는 근육으로 무릎을 펴는 기능을 하는 동시에 무릎 안정성에 기여하는 역할을 합니다. 외상, 노화, 근육을 사용하지 않는 습관 등으로 인해 내측광근이 약해지거나 제대로 작용하지 않으면 무릎 안정성이 떨어져 무릎에 통증이나 불안정성을 야기합니다.

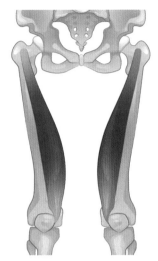

내측광근

통증 해결을 위한 근육운동

대퇴사두근의 네 가지 근육에 모두 작용하지만 특히 내측광근을 강화하는 데 특화된 운동입니다. 이 운동은 무릎 통증 또는 수술 후 재활에 있어서 가장 중요한 운동이며 무릎 관절에 대한 무릎뼈의 정렬을 맞춤으로써 무릎으로 가는 스트레스를 줄입니다.

운동방법

1. 적당한 크기의 수건이나 베개를 오금 밑에 둡니다.

2. 발목에 힘을 뺀 채 허벅지에 힘을 줍니다.

3. 앞 허벅지, 특히 허벅지 안쪽 근육을 쥐어짜는 듯한 느낌을 줍니다.

4. 3~5초간 수축을 유지합니다.

5. 뒤꿈치가 바닥에 닿을 때까지 천천히 힘을 뺍니다.

6. 8~12회를 3~5세트 반복합니다.

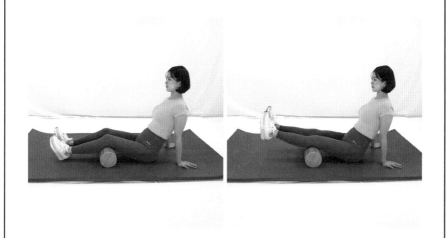

근육운동으로 통증 해결한 사례

42세 여성 환자로 등산을 주 1회 하는 분인데 등산할 때 무릎 앞이 아프다고 병원에 방문했습니다. 평소에는 통증이 심하지는 않지만 산을 내려올 때 특히 아프다고 했습니다.

먼저 등속성 근력 검사를 시행해서 앞쪽 허벅지와 뒤쪽 허벅지 비율이 이상적인 비율인 55~60이 되는지 확인했습니다. 검사 결과 양쪽 다 기준치에 못 미치는 40 정도의 비율이 나왔고 이는 앞 허벅지에 비해 햄스트링이 약하다는 것을 의미합니다. 햄스트링이 약하면 무릎의 브레이크 역할을 제대로 수행하지 못해 앞 허벅지 힘이 과하게 작용하며 무릎에 통증을 일으킵니다.

이어 계단 오르내리기 검사를 시행하여 무릎 정렬을 확인했는데 계단을 내려올 때 무릎이 안으로 휘어지며 돌아갔습니다. 이는 장경인대의 단축을 의심할 수 있는데 장경인대 길이 검사 후 상당히 뻣뻣해진 것을 확인했습니다.

마지막으로 무릎 내측광근이 무릎 0도에서 충분한 힘을 발휘하지 못하여 무릎뼈를 안쪽으로 당겨 오지 못하고 바깥쪽으로 머물러 있는 양상을 확인할 수 있었습니다. 이 역시 통증을 일으키는 원인입니다.

이에 다리를 멀리하고 엉덩이를 드는 햄스트링 강화운동, 장경인대를 유연하게 만드는 장경인대 스트레칭, 무릎 안정성을 위해 내측광근 활성화운동을 했습니다. 근력운동은 주 3회, 스트레칭 운동은 매일 하도록 권장했습니다.

주 호소	하산 시 무릎 통증
문제점	1. 햄스트링 약화 2. 장경인대 단축으로 인한 무릎 내측 돌림 3. 내측광근 약화
운동처방	1. 햄스트링 강화운동, 누워서 엉덩이 들기 (주 3회×10회×3~5세트) 2. 장경인대 스트레칭 (주 7회×10~20초×10회) 3. 내측광근 강화운동 (주 3회×10회×3~5세트)

걸을 때마다
발목 통증이 있는 분을 위한
근육운동

07

일상 생활이나 스포츠 활동 중 발목이 꺾이거나 발목을 접질리거나, 삐면서 인대가 늘어나는 것을 발목 염좌라고 합니다. 발목 염좌는 발목 통증의 가장 흔한 원인 중 하나인데 1,000명 중 2.15명이 발목 염좌를 경험합니다. 왕성한 활동을 하는 15~19세 사이의 연령대에서 가장 높게 나타나고, 14~24세의 남성과 30세 이상의 여성에게 많이 나타납니다.

발목 염좌가 발생하면 발목 바깥쪽 인대가 늘어나거나 찢어져서 제 기능을 못하게 되는데, 이때 발목 외측 근육 강화를 통해 저하된 인대 역할을 근육이 대신하도록 만들어 인대 기능을 대체해 발목 통증을 줄일 수 있습니다.

다른 발목 통증을 야기하는 질환으로는 아킬레스힘줄 부상이 있습니다. 아킬레스힘줄 부상은 많이 사용해서 발생하는 과사용 부상으로 여가활동이나 스포츠

활동을 자주하는 경우 많이 생깁니다. 연령대가 높을수록 아킬레스힘줄 부상이 증가하고, 30~50세 사이 남성에게서 많이 발생합니다. 아킬레스힘줄에는 종아리 근육이 연결되어 있기 때문에 종아리 스트레칭이나 근력운동을 통해 아킬레스힘줄 부상으로 인한 통증을 줄일 수 있습니다.

또 다른 발 관련 통증의 원인인 족저근막염은 전체 인구의 최대 10%가 살아가면서 한 번은 걸릴 정도로 흔히 발생하는 질환입니다. 족저근막염 역시 발바닥이나 종아리 근육과 깊은 연관이 있어 발바닥이나 종아리 근육의 스트레칭이나 근력운동으로 통증을 해결할 수 있습니다.

이처럼 발목이나 발바닥에 발생하는 여러 질환은 근육 스트레칭으로 적절한 유연성을 만들고 근력운동으로 관절들이 버틸 수 있는 힘을 만들어 준다면 지긋지긋한 만성 발목 발바닥 통증에서 벗어날 수 있습니다.

발목 통증의 원인이 되는 근육들

1. 발목이 자주 삔다? 장·단비골근

비골근은 종아리 외측 무릎 바깥쪽부터 복숭아뼈 뒤쪽으로 지나가면서 발 외측면(단비골근)과 엄지발가락(장비골근)까지 길게 붙어 있는 근육으로 발목을 삐었을 때 다치는 발목 외측 인대 바로 옆을 지나갑니다.

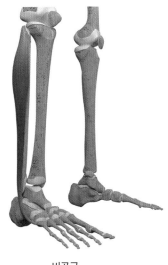

비골근

비골근은 발목 바깥으로 움직임, 발목 아래로 내리는 기능을 합니다.

인대는 발목을 잡아주면서 정상범위 이상으로 돌아가지 않게 안정성을 부여하는 역할을 합니다. 발을 삐거나 젖혀지는 등 외력이 과하게 발생했을 때 정상범위 이상으로 자극을 받으면 인대가 찢어집니다. 일단 한번 손상되어 늘어난 인대는 탄력을 잃어버려 늘어난 상태가 지속되기 때문에 발목 안정성 유지라는 제 기능을 못하게 됩니다. 그래서 한번 발목을 다친 분들은 다시 다치는 경우가 많습니다.

하지만 인대 손상이 있더라도 인대 바로 옆을 지나가는 비골근을 강화해 준다면 손상된 인대의 역할을 대신해서 발목을 잡아주는 역할을 하기 때문에 발목에 안정성이 생겨 재손상의 위험을 줄일 수 있습니다.

발목을 자주 삐는 분, 발목이 덜렁덜렁 거리는 느낌이 있는 분, 오래 걸으면 복숭아뼈 아래쪽이 아픈 분은 이 근육을 강화하는 것이 통증을 줄이는 데 아주 큰 도움을 줍니다.

통증 해결을 위한 근육운동

1. 발목 밴드운동

보통 비골근 강화 목적으로 발을 옆으로만 밀어내는 경우가 많은데, 최소 두 가지 방향으로 운동해야 합니다. 발목 옆+아래 방향과 발목 옆+위 방향입니다.

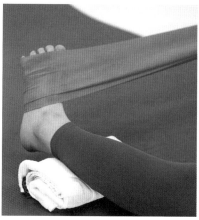 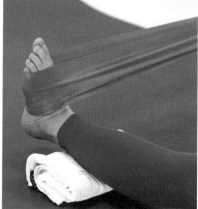

운동방법

1. 발목 아래 수건을 깔아 발뒤꿈치가 뜨게 만듭니다.

2. 탄력 밴드를 손상 발에 두릅니다.

3. 반대발을 이용해 적당한 저항을 만듭니다.

4. 발목을 옆 + 위로 당깁니다.

5. 8∼12회를 3∼5세트 반복합니다.

6. 발목을 옆 + 아래로 당깁니다.

7. 8∼12회를 3∼5세트 반복합니다.

TIP 무릎을 고정한 상태에서 발목만 움직여야 합니다. 운동 후 고관절 통증이 발생한다면
발목 외에 다른 움직임이 발생한 것으로 고관절 역시 잘 고정한 상태로 운동해야 합니다.

· · ·

2. 한발로 균형 잡기

발목의 첫 번째 기능은 바로 '균형 잡기'
입니다. 한발로 균형 잡는 운동은 신체
균형 감각을 키울 수 있을 뿐만 아니라
발목 속에 있는 작은 근육들을 활성화
시키는 데 도움이 됩니다.

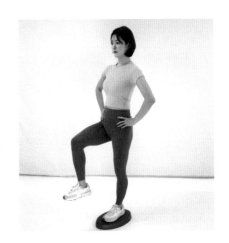

운동방법

1. 평평한 바닥 위에서 섭니다.

2. 반대발을 지면에서 살짝 뜰 정도만 듭니다.

3. 무릎은 완전히 폅니다.

4. 3~5분 이상 한발로 서 있습니다.

TIP 엉덩이가 아프거나 발바닥에 불이 나는 느낌이 난다면 운동을 아주 잘하고 있는 것입니다. 운동 강도를 높이려면 팔짱을 껴 손 움직임을 제한하거나 베개나 쿠션을 밟고 운동합니다.

2. 종아리 뒤나 아킬레스가 아플 땐? 장딴지근과 가자미근

장딴지근과 가자미근은 대퇴골 아래쪽(장딴지근)과 정강이뼈 뒤쪽(가자미근)부터 아킬레스힘줄까지 붙어 있는 근육입니다. 아킬레스힘줄은 인체에서 가장 중요한 힘줄 중의 하나로 아킬레스 관련 통증은 장딴지근과 가자미근의 유연성 부족이나 근력 부족으로 인해 나타나는 경우가 많습니다.

장딴지근과 가자미근의 주된 움직임은 발을 아래로 내리는 동작(자동차 엑셀 밟듯이)입니다.

아킬레스힘줄 부상은 높은 곳에서 떨어졌을 때, 발이 위로 강하게 꺾였을 때, 무릎이 펴진 상태에서 점프 동작을 할 때, 발이 걸렸을 때 넘어지는 것을 막기 위해 반대 발로 순간적으로 딛는 동작에서 잘 발생합니다. 이런 부상을 당한 분들은 종

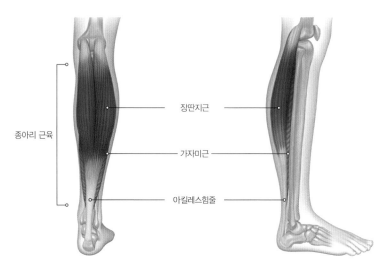

장딴지근과 가자미근

아리 근육이나 아킬레스힘줄에 손상을 받아 유연성이 떨어지는 경우가 많습니다. 또는 평소에 걸을 때 뒤꿈치부터 닫지 않고 앞꿈치부터 닿는 분들, 뒤꿈치를 들고 빠르게 뛰는 분들(단거리 육상)에게 잘 나타납니다. 근육이 짧아진 상태로 계속 사용 되어 근육의 유연성이 부족하게 되고 이로 인해 만성 통증이 나타나는 것입니다.

아킬레스힘줄 통증이 있는 분들은 종아리 근육이 늘어나게 하는 종아리 스트레 칭이 필수이며, 늘어난 근육이 제대로 사용할 수 있도록 근육이 최대한 늘어난 상 태에서 시작에서 근육이 최대 짧아질 때까지 넓은 운동범위에서 근력운동을 하는 것이 중요합니다.

통증 해결을 위한 근육운동

1. 종아리 스트레칭

종아리 근육과 아킬레스힘줄은 늘어나기 보다는 뻣뻣해지기 쉬운 조직입니다. 체중을 버티는 강한 힘을 가진 근육이기 때문에 생각보다 강하게 스트레칭 해주어야 근육이 늘어납니다.

장딴지 근육과 가자미 근육은 부착 위치가 다르기 때문에 다른 방법으로 스트레칭하는 것이 좋습니다. 장딴지 근육은 대퇴골 아래쪽부터 부착되기 때문에 무릎을 펴서 스트레칭하는 것이 효과적이고, 가자미 근육은 정강이뼈 뒤쪽부터 부착되기 때문에 무릎을 구부린 상태에서 스트레칭하는 것이 효과적입니다.

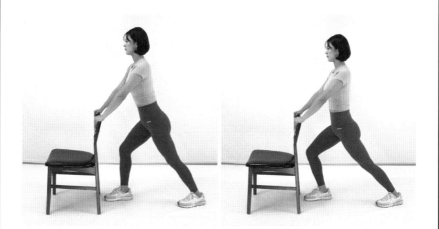

운동방법

1. 발을 일자로 한 채 한발을 뒤로 위치합니다.

2. 발뒤꿈치가 뜨지 않도록 하고 엉덩이를 앞으로 내밉니다.

3. 종아리가 당기는 느낌이 날 때까지 다리를 뒤로 뺍니다.

4-1. 장딴지 근육 : 무릎을 펴서 스트레칭하면서 종아리 위쪽이 당김을 느낍니다.

4-2. 가자미 근육 : 뒤쪽 무릎을 살짝 구부려서 스트레칭하면서 보다 아래쪽 종아리가 당기는 것을 느낍니다.

5. 두 동작을 10〜20초간 8〜10회 반복합니다.

• • •

2. 종아리 근력운동

근력운동 역시 스트레칭과 마찬가지로 장딴지 근육이 목적이라면 무릎을 펴서 운동하고, 가자미 근육이 목적이라면 무릎을 구부려서 운동합니다. 발목 불안정성이 있는 분들에게도 효과적인 운동인데 이 때는 최대한 발목을 높게 드는 것이 중요합니다. 발목을 최대한 높이 들 때 발목 양쪽에서 발목을 잡아주는 역할을 하는 비골근과 후경골근이 작용하기 때문입니다. 운동이 적응되고 더 높은 수준의 운동을 원한다면 계단, 스텝박스(step box) 끝에 서서 발뒤꿈치를 최대한 높이 올렸다가 최대한 낮추면서 큰 범위로 운동을 하는 것이 좋습니다.

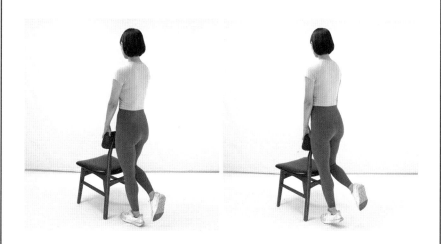

운동방법

1. 반대발을 지면에서 살짝 뜰 정도로만 뒤로 들어줍니다.

2. 아픈 발뒤꿈치를 최대한 높이 듭니다.

3. 몸이 수직으로 그대로 올라가도록 조절합니다.

4. 8~12회를 3~5세트 반복합니다.

> **TIP** 종아리 근육이 약한 분들은 허리를 활처럼 뒤로 젖히거나 엉덩이를 앞으로 내밀면서
> 보상작용을 하려는 경향이 있습니다. 몸통이 흔들리지 않고 운동하도록 신경 써야 합니다.

3. 자고 일어나서 발 딛으면 발바닥이 찌릿찌릿? 족저근막염과 발바닥 내재근

발뒤꿈치 통증의 원인은 매우 다양하나 족저근막염의 경우 일반적으로 족저근막이 부착하는 부위에 체중 부하시 통증으로 나타나며 주로 아침에 자고 일어나서 걷거나 오래 앉아 있다가 처음 딛는 경우에 증상이 심하게 나타나지만 몇 발자국 떼고 나면 증상이 경감되는 것이 일반적입니다. 족저근막염은 대개 6개월 이상 족저근막 및 발바닥 근육 스트레칭, 근력운동 등의 보존적인 치료를 해야 하며 인내심을 가지고 꾸준히 치료하면 좋은 결과를 얻을 수 있습니다.

통증 해결을 위한 근육운동

1. 평발을 벗어나는 운동 (발바닥 아치 만들기)

족저근막의 경우 평발인 경우가 많습니다. 발이 안으로 무너지면 족저근막이 늘어나는 힘을 받기 때문에 족저근막이 생기기 쉽습니다. 하지만 근육운동으로 발바닥 아치를 만들어준다면 상대적으로 족저근막이 늘어나는 힘을 받지 않기 때문에 통증이 줄어듭니다.

운동방법

1. 엄지발가락 중간 마디로 강하게 바닥을 누릅니다.
2. 동시에 발바닥에 손가락 한 마디가 들어갈 정도로 발바닥을 듭니다.
3. 5초간 유지하며 8~12회를 3~5세트 반복합니다.

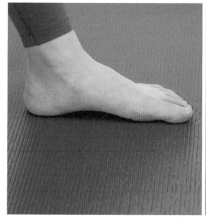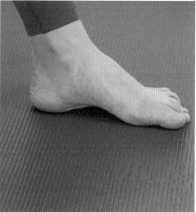

• • •

2. 발바닥 근육운동

평발이나 종아리 근육을 상대적으로 많이 사용하는 등 여러 가지 이유로 오랜 기간 발바닥 근육을 사용하지 않은 경우 발바닥 근육이 약해질 수 있습니다. 발바닥 근육이 충분히 있어야 체중을 버틸 수 있고 근육으로 체중을 잘 버텨야 족저근막에 자극이 덜 가게 됩니다.

운동방법

1. 수건을 발바닥 아래에 펼칩니다.
2. 발가락으로 쥐가 날 정도의 강도로 수건을 말아줍니다.
3. 말아쥔 수건을 살짝 들어서 뒤로 당겨줍니다.

4. 다시 펼쳐져 있는 수건을 발가락으로 말아줍니다.

5. 4~5회를 3~5세트 반복합니다.

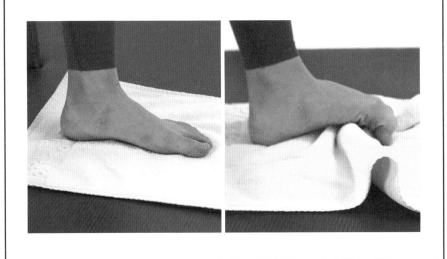

근육운동으로 통증 해결한 사례

　36세 남성이 발목 통증으로 내원했습니다. 6개월 전 농구 경기 중 상대편 발을 밟으면서 착지해 손상을 입었고, 손상 직후 MRI 촬영 결과 전거비인대 50% 파열이라는 진단을 받아 3주 석고 고정을 하였다고 합니다. 그 후 가벼운 발목 스트레칭을 할 뿐 별다른 재활운동은 하지 않았지만 3개월 이후 통증이 줄어들었다고 합니다.

그래서 발목에 테이핑을 하거나 발목 보호대를 착용하고 주 1회 농구를 시작했는데, 어느 순간 복숭아뼈 아래쪽이 시큰거리며 아프기 시작했고 아킬레스힘줄에도 통증이 생겼다고 했습니다.

발목 근력 검사 결과 발목 외측/내측 근력의 비율이 80~90을 형성해야 하는데 67로 발목 외측 근력이 떨어져 있었고, 발목 균형 검사에서도 반대측에 비해 28% 적었습니다. 또한 발뒤꿈치를 바닥에 붙이고 무릎을 벽에다 붙여 벽과 발끝 거리를 측정하는 발목 각도를 확인한 검사에서 반대쪽은 10cm인데 반해 손상측은 7cm로 발목 각도 역시 줄어들어 있었습니다.

이에 발목 각도 개선 및 아킬레스힘줄 통증 완화를 위해 계단 위에서 발뒤꿈치를 들었다가 내렸다가 하는 아킬레스 운동을 했습니다. 발목 외측 근력 강화를 위해 두 가지 밴드운동을 시행했고, 발목 균형 향상을 위해 침대 위나 베개나 쿠션을 밟고 한발로 균형 잡는 운동을 권했습니다. 운동은 주 3회, 근력운동(발뒤꿈치 들기, 밴드운동)은 주 3회×10회×3~5세트, 균형운동인 한발 서기는 최소 3분 이상×3~5세트를 권했습니다.

직장 출근 때문에 센터 방문은 못했고 홈트레이닝으로 3개월간 진행했습니다. 운동을 워낙 좋아하는 분이라 주 3회, 한 번도 빠짐없이 운동했다고 합니다. 발목 통증은 전에 느끼던 것에 비해 20% 정도 남아 있는 수준이라고 했고, 아킬레스힘줄 통증은 사라졌다고 했습니다.

발목 근력 검사 결과 이전 보다 향상된 80 비율을 형성했고, 밸런스 검사 역시 좌우 차이가 거의 없다고 보는 7%였습니다. 발목 각도 역시 9.2cm로 좋아졌습니다. 아직 완벽하게 해결된 것은 아니기 때문에 농구를 계속하려면 발목 근력운동과 균형운동을 계속하도록 권장했습니다.

주 호소	발목 외측 통증, 아킬레스힘줄 통증
문제점	1. 발목 외측 근력 약화 2. 발목 굴곡 각도 저하
운동처방	1. 종아리 유연성 증대 및 근력 강화, 계단에서 발뒤꿈치 들고 내리기 (주 3회×10회×3~5세트) 2. 발목 외측 근력 강화 밴드운동 (주 3회×10회×3~5세트) 3. 한발 서기 (3분이상×3~5세트)

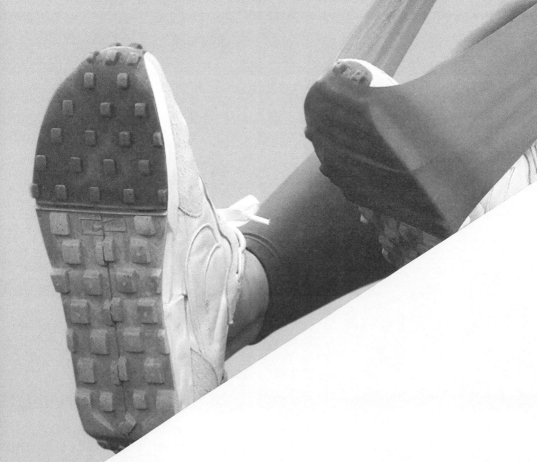

PART

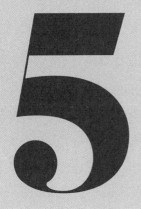

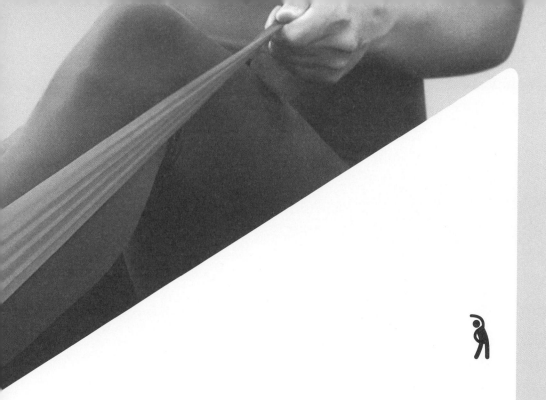

근육운동으로
만성질환 관리하기

최문영

근육은 인슐린을 통해 포도당을 공급받고 에너지로 사용하는 주요 부위이기 때문에 근육량의 감소
는 신진대사와 관련된 장애로 이어질 수 있습니다. 따라서 대사증후군을 효과적으로 개선하기 위해
서는 지방량 감소와 함께 근육량 및 근력을 증가시키기 위한 운동을 계획하고, 규칙적으로 수행하는
것이 매우 중요합니다.

만성질환을 부르는 빌런! 비만 치료를 위한 운동방법

비만의 원인

비만이란 단순히 체중이 증가하는 것뿐만 아니라 지방 세포의 비정상적 증가에 의해 체내에 지방이 과도하게 축적된 상태를 의미합니다. 비만의 원인은 매우 다양하지만 비만이 될 가능성에 가장 크게 영향을 미치는 요인은 유전입니다. 오랜 시간에 걸쳐 어떠한 식습관 패턴을 지니고 칼로리를 섭취해 왔는가에 따라 영향을 받으며, 생활습관 및 움직임 패턴과 같은 환경적 요인들에 의해서도 영향을 받습니다. 비만은 모든 연령대에서 심혈관질환, 당뇨병, 암, 그리고 근골격계질환을 포함하는 수많은 만성질환의 발병 위험의 증가와 관련이 있습니다.

비만은 일반적으로 일차성 비만과 이차성 비만으로 분류할 수 있습니다.

일차성 비만은 과도한 에너지 섭취로 인한 과잉 열량과 활동 부족을 원인으로 하는 에너지 소비량 감소로 인해 발생하며, 전체 비만의 90% 이상을 차지하는 흔한 형태입니다. 일차성 비만의 발생은 뚜렷한 하나의 원인만으로 설명하기 어려우며 생활습관, 식습관, 인종, 연령 등의 다양한 요인이 복합적으로 관련되는 경우가 많습니다.

이차성 비만은 유전 및 선천성 장애, 내분비계 및 신경질환, 정신질환 등에 의해 이차적으로 유발됩니다. 이러한 경우 정확한 원인을 찾아 치료하면 비교적 효과적으로 체중을 줄일 수 있으므로 원인을 찾는 데 주의를 기울여야 합니다.

비만의 진단

비만을 진단하기 위해 현재 전 세계에서 보편적으로 사용되고 있는 기준은 신체질량지수(Body Mass Index, BMI)이며, 체지방의 분포와 복부비만을 진단하기 위한 방법으로는 허리둘레가 흔히 사용되고 있습니다. 그 외에도 복부비만 및 내장지방을 평가하기 위해 복부 CT나 MRI 등을 사용할 수 있습니다.

세계보건기구(WHO)에서는 신체질량지수(BMI)가 $25kg/m^2$ 이상인 경우 과체중, $30kg/m^2$ 이상인 경우를 비만으로 정의하고 있습니다. 하지만 동양인의 특성에 맞는 기준에 대한 적용이 필요하며 WHO 아시아태평양지역 및 대한비만학회에서는 BMI $23kg/m^2$ 이상을 과체중, $25kg/m^2$ 이상인 경우를 비만으로 정의하고 있습니다. BMI는 자신의 몸무게(kg)를 키의 제곱(m²)으로 나눈 값으로 체지방량과 상관관계가 높아 체중 및 신장을 이용한 지수 중 가장 널리 사용되는 방법입니다. 예를 들어 키가 160cm, 체중이 60kg인 사람의 BMI는 23.4 kg/m²로 WHO 아시아태평양지역 기준으로 과체중에 해당합니다.

BMI의 증가에 따라 비만 관련 질환들의 이환률도 증가하고 있습니다. 최근 10년간 비만 유병률은 급격하게 증가하였으며, 특히 남성에서 크게 증가하였습니다. 2009년 비만 유병률은 전체에서 29.7%였으나 2018년에는 35.7%로 증가하였고, 남성은 45.5%, 여성은 26.5%의 유병률을 나타냈습니다.

비만의 위험 및 관리

비만은 대부분의 만성질환에 대한 주요 요인으로써 개인의 건강은 물론 사회·경제적 비용 부담의 증가, 나아가 진료비를 급증시키는 원인으로 작용하고 있습니다. 비만은 제2형 당뇨병, 고혈압, 이상지질혈증, 관상동맥질환 및 대사증후군의 발생 위험을 높이고, 그 외에 뇌경색, 비알코올 지방간질환 및 통풍과 같은 질환의 발생 위험 또한 높입니다. 또한 총 사망률, 암 사망률, 심혈관질환의 사망률 증가와도 높은 관련이 있습니다. 따라서 비만은 신체적, 정신적, 심리적, 사회적 건강 등 건강 전반에 걸쳐 부정적인 영향을 미치는 요인이라고 할 수 있습니다.

이러한 비만을 개선하기 위한 체중 관리는 섭취 에너지와 소비 에너지에 따라

비만으로 인한 질병발생 위험도

당뇨병 발생위험

비만 → **2.5~2.6**배   고도비만 → **4~4.8**배

* 흡연자의 당뇨병 발생위험 : 1.4배 높음

고혈압 발생위험

비만 → **2**배   고도비만 → **2.7~2.9**배

* 주5회 이상 음주자의 고혈압 발생위험 : 1.3~1.5배 높음

출처: 2017 비만백서 (국민건강보험공단)

결정되는 에너지 균형에 달려있습니다. 과체중이거나 비만인 경우에는 체중을 줄이기 위해 소비 에너지가 섭취 에너지를 초과해야 합니다. 지속적이고 점진적인 3~5%의 체중 감소는 혈당, 중성지방, 제2형 당뇨병의 발병 위험 등을 비롯한 여러 심혈관질환의 위험 요인들에 대해서 임상적으로 의미 있는 감소를 가져옵니다.

2~3%의 체중 감소만으로도 심혈관질환의 위험 요인이 개선될 수 있습니다. 체중 감소를 위한 생활습관 수정은 운동 및 신체활동을 통해 소비 에너지를 증가시키고, 식이 조절을 통해 섭취 에너지 감소와 결합되어 초기 체중의 5~10% 감소를 가져올 수 있습니다.

비만 치료를 위한 운동 지침

만성질환의 예방 및 관리를 위한 운동과 생활 환경에서의 잦은 움직임은 여러 가지 면에서 몸의 기능을 보다 개선시키는 데 도움을 줍니다. 비만인 상태가 줄어들어 몸이 정상 체중 범위를 유지하고, 신체 움직임과 운동량이 증가하면 신체의 긍정적인 변화를 이끌어낼 수 있습니다.

신체활동에 대한 미국스포츠의학회(ACSM)의 가이드라인은 주당 150분 미만의 신체활동은 최소한의 체중 감소를 촉진하고, 주당 150분 이상의 신체활동은 2~3kg의 적당한 체중 감소를 가져오고, 주당 225~420분 이상의 신체활동은 5~7.5kg의 체중 감소를 가져오는 것으로 보고하고 있습니다. 또한 체중 감소 이후에 다시 체중이 증가하는 것을 예방하기 위해 체중 유지 기간 동안 주당 200~300분을 초과하는 신체활동량을 유지하도록 권고하고 있습니다. 활동적인 체중 감량 단계 동안의 운동 목표는 에너지 소비량을 최대로 늘리고, 목표 체중을 달성한 이후에 성공적인 체중 유지를 위해 운동을 생활에서 습관화하는 것입니다.

성공적인 체중 감량을 위해서는 유산소운동, 저항성 근력운동, 유연성운동의 조합으로 규칙적이고 지속적인 운동 습관을 실천하는 것이 중요합니다. 대부분의 사람이 알고 있는 바와 같이 체중 조절에 가장 효과적인 운동은 유산소운동입니다. 그러나 흥미롭게도 근력운동은 일반적으로 알려져 있는 바와는 달리 임상적으로 유의한 체중 감소를 초래하지는 않는 것으로 보고되었습니다. 하지만 과체중 또는 비만인 사람들에게 근력 및 신체기능을 향상시킬 수 있으며, 심혈관질환, 당뇨병

과체중과 비만 환자를 위한 FITT 권고(37, 85)

	유산소운동	저항성 근력운동	유연성운동
빈도	주당 5일 이상	주당 2~3일	주당 2~3일 이상
강도	초기 운동강도는 중강도 [$\dot{V}O_2R$과 HRR의 40~59%]로 보다 많은 건강 이점을 위해서는 고강도 [$\dot{V}O_2R$과 HRR의 60% 이상]로 진행한다.	1RM의 60~70% 점차적으로 근육량과 근력을 증진하기 위해서는 점차적으로 강도를 증가한다.	긴장이나 경미한 불편감을 느낄 때까지 신장시킨다.
시간	1일 30분(주당 150분)에서 1일 60분 이상(주당 250~300분)으로 증가시킨다.	각 대근육군을 이용하여 2~4세트, 8~12회 반복한다.	10~30초간 정적 스트레칭 유지; 각 운동을 2~4회 반복한다.
형태	대근육을 이용한 지속적이고 율동적(예: 걷기, 사이클, 수영)인 운동	저항 머신 또는 프리 웨이트	정적, 동적 및 PNF

1RM, 1회 최대반복중량; HRR, 여유심박수; PNF, 고유수용성신경근촉진; $\dot{V}O_2R$, 여유산소섭취량.

출처: ACSM 운동 검사 및 운동처방 가이드라인 10판

및 기타 만성질환의 위험요인들을 개선하는 데 있어서 추가적인 건강상의 이점을 제공합니다. 또한 저항성 근력운동 자체가 기초 대사량을 증가시키는 효과는 미비하지만, 에너지 소비량을 증가시키기 위한 신체 능력을 향상시켜 에너지 균형에 이점을 제공함으로써 간접적으로 체중 감소에 도움을 줄 수 있습니다. 유연성운동 또

한 관절 기능 및 신체 능력을 개선하여 근골격계 통증을 예방하고, 에너지 소비량 증가에 기여할 수 있습니다.

1. 유산소운동

유산소운동은 대근육군을 사용하여 전신을 율동적으로 움직이는 운동으로 수행하는 것이 좋습니다. 유산소운동을 장시간 지속하면 지방을 에너지로 많이 소비하기 때문에 체중 감량에 효과적입니다. 유산소운동은 비교적 안전성이 높으나, 장시간 수행 시 심장에 과도한 부하가 가해지므로 사고 발생 가능성이 높은 고령자나 심장에 이상이 있는 사람에게는 주의가 필요합니다. 권고되는 운동 형태는 걷기, 줄넘기, 계단 오르내리기, 자전거, 일립티컬 머신, 수영 등이 있습니다.

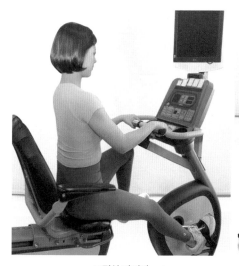

고정식 자전거

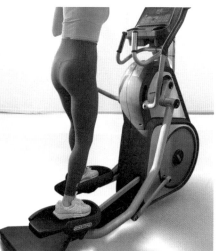

일립티컬 머신

2. 저항운동(근력운동)

저항운동은 근력 향상을 위한 운동으로 총 에너지 소비량 증가로 이어지기 때문에 비만 치료에 효과적입니다. 운동 시 혈관 저항 및 혈압 상승을 초래할 수도 있기 때문에 고혈압 등 심혈관질환이 있는 환자는 주의하여 실시해야 합니다. 권장되는 운동 형태에는 체중 부하를 사용하는 운동, 탄성 밴드를 사용하는 운동, 다양한 기구를 사용하는 운동 및 순환운동 등이 포함됩니다. 운동 효과를 높이기 위해서는 가슴, 엉덩이, 대퇴 등의 주요 근육군을 포함하고, 하나의 근육군 이상에 영향을 주는 다관절운동을 포함하여 실시해야 합니다.

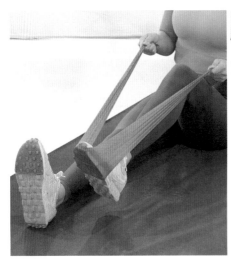 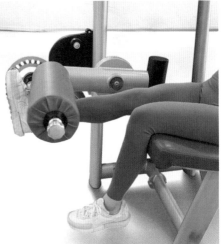

밴드   기구운동

3. 유연성운동(스트레칭)

유연성운동은 신체 부위의 근육이나 건, 인대 등을 신전시키는 스트레칭 등이 포함되며 관절의 가동범위 증가, 유연성 유지 및 향상, 상해 예방 등에 도움이 됩니다. 과체중과 비만인 환자들에게 권고되는 스트레칭의 빈도는 최소 주 2~3일이며 가능한 매일 실시하는 것이 좋습니다. 스트레칭을 실시할 때는 긴장이나 경미한 불편감이 느껴질 때까지 신장시켜서 10~30초간 정적 스트레칭 상태를 유지하는 것이 효과적이며, 각 운동을 2~4회씩 반복하는 것이 좋습니다.

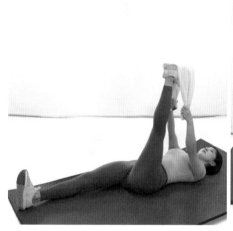

햄스트링 스트레칭

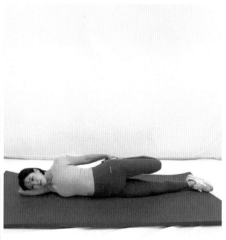

대퇴직근 스트레칭

사례 소개

키 159cm에 80kg의 36세 여성 김○○ 씨가 비만 치료를 위해 병원에 내원하였습니다. 그녀는 어렸을 때부터 체중이 많이 나갔기 때문에 지금까지 한번도 날씬했던 적이 없었다고 합니다. 다양한 다이어트를 시도해봤지만 매번 요요현상이 찾아와 자포자기한 상태였습니다. 마지막 도전이라 생각하며 병원에 내원하여 상담과 검사를 실시한 후 칼로리를 조절한 식단과 본인의 체력 수준에 맞는 적절한 운동 프로그램을 처방받았습니다.

6개월간 열심히 식단 조절과 운동을 병행한 결과 김○○ 씨는 체중을 80kg에서 62kg으로 18kg 감량하는 데 성공했습니다. 체지방률도 38%에서 22%로 줄어 정상 범주에 속하게 되었습니다. 유산소운동에만 의존하지 않고 올바른 영양 섭취와 근력운동을 함께 병행한 덕분에 근육량은 처음 27.5kg에서 26kg으로 감소하는 데 그칠 수 있었습니다. 비만을 치료하기 위한 체중 감량 과정에서는 체지방은 줄이되 근육의 손실은 최소화하는 것이 가장 중요하기 때문에 매우 큰 소득이라고 할 수 있습니다.

김○○ 씨는 평생 불가능하다고 생각했던 체중 감량에 성공하여 긍정적이고 적극적인 마음가짐을 갖게 되었습니다. 또한 다른 사람들 앞에 나서기 꺼려했던 콤플렉스를 극복하고 자신감을 회복하였습니다.

유산소운동 프로그램

운동 빈도	주당 5일 이상
운동 강도	최대심박수의 40~60%에 해당하는 강도 (약간 땀이 나고 숨이 차지만 옆 사람과 대화가 가능한 정도의 느낌)
운동 시간	1일 30분으로 시작하여 점차적으로 60분까지 증가
운동 형태	공원 빠르게 걷기, 실내 자전거 타기, 계단 오르기

저항운동(근력운동) 프로그램

운동 빈도	주당 3~4일 (되도록 격일로 수행)
운동 강도	한 세트에 10~15회 수행할 수 있는 강도
운동 시간	주요 근육 그룹들에 2~3세트 수행 (8~10가지 운동)
운동 형태	체중 부하 운동(스쿼트, 런지 등), 기구 및 아령 운동, 밴드 운동 등

유연성운동(스트레칭) 프로그램

운동 빈도	주당 3일 이상
운동 강도	가볍게 긴장 또는 불편한 느낌이 들 때까지 스트레칭
운동 시간	각 관절 당 총 60초의 스트레칭 (10~20초씩 나누어서 3~6세트 수행)
운동 형태	정적, 동적 스트레칭으로 다양하게 수행

내 몸의 시한폭탄!
대사증후군 관리를 위한
근육운동

대사증후군과 근육의 관계

대사증후군은 높은 혈압, 높은 혈당, 복부비만, 높은 중성지방, 낮은 HDL 콜레스테롤을 포함하는 심혈관질환 및 뇌졸중에 대한 위험요인의 집합체로 정의됩니다. 위의 다섯 가지 위험 요인 중 세 가지 이상을 동시에 가지고 있는 경우 대사증후군으로 진단되며, 이는 만성적인 대사장애 상태를 의미합니다.

세계적으로 대사증후군의 유병률은 전체 연령 평균에서 22~44%로 알려져 있으며, 한국의 유병률은 2016~2018년에 실시한 '국민건강영양조사'에서 22.9~24.6%로 나타났습니다.

대사증후군의 발병 원인은 매우 다양합니다. 유전적 요인 및 좌식 생활, 신체활

최근 12년간 대사증후군 유병률

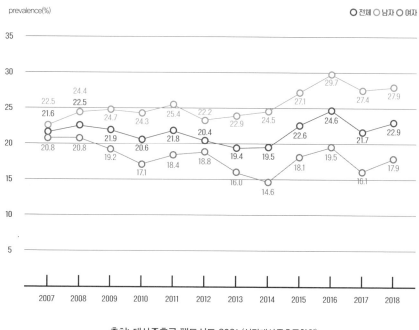

출처: 대사증후군 팩트시트 2021 (심장대사증후군학회)

동 부족, 나쁜 식습관 등과 같은 환경적 요인 등이 대사증후군을 유발합니다. 이러한 유전적, 환경적 요인 등으로 인슐린 저항성이 증가하게 되면 혈관 내 염증 및 응고로 인해 동맥경화가 유발되고, 심혈관질환 및 뇌졸중의 발생 위험을 크게 증가시킬 수 있습니다.

인슐린 저항성은 혈당을 낮추는 호르몬인 인슐린에 대한 신체의 반응이 감소함으로써, 근육 및 지방 세포에 포도당이 제대로 공급되지 못하는 상태를 의미합니다. 이를 해결하기 위해서 우리 몸에서는 더욱 많은 인슐린을 분비하게 되고, 대사 장애와 관련된 여러 문제를 일으키는 원인이 됩니다.

예를 들어 가게 안으로 들어가기 위해 열어야 하는 문을 상상하면 이해가 쉬울 것 같습니다. 가볍고 기름칠이 잘 되어 있는 문은 열쇠지기(인슐린)가 애를 쓰지 않아도 쉽게 문이 열리고 손님들(혈당)이 가게(세포) 안으로 쉽게 들어갈 수 있습니다. 반대로 문이 무겁고 뻑뻑해서 잘 열리지 않는 경우에는 손님들(혈당)이 가게(세포) 안으로 들어가기 위해 열쇠지기(인슐린) 여러 명이 붙어서 힘껏 문을 밀거나 좁은 문으로 손님들(혈당)이 힘겹게 가게(세포) 안으로 들어갈 수 밖에 없습니다. 따라서 대사증후군을 관리하기 위해서는 이러한 인슐린 저항성을 감소시키기 위한 노력이 뒷받침이 되어야 합니다.

인슐린 저항성을 증가시키는 복부비만과 높은 중성지방 수치의 원인이 되는 병적인 비만 상태를 진단하기 위해 흔히 신체질량지수(BMI)가 사용되고 있습니다. 하지만 신체구성의 측면에서 단순히 키와 체중으로만 비만을 평가하는 BMI 보다는 근육량과 지방량의 비율이 인슐린 저항성과 관련된 대사증후군의 위험과 더 많은 관련이 있습니다.

특히 아시아인의 경우에는 서양인에 비해 낮은 BMI에도 불구하고, 상대적으로 높은 인슐린 저항성을 나타내는 경우가 많습니다. 근육은 인슐린을 통해 포도당을 공급받고 에너지로 사용하는 주요 부위이기 때문에 근육량의 감소는 신진대사와 관련된 장애로 이어질 수 있습니다. 따라서 대사증후군을 효과적으로 개선하기 위해서는 지방량 감소와 함께 근육량 및 근력을 증가시키기 위한 운동을 계획하고, 규칙적으로 수행하는 것이 매우 중요합니다.

대사증후군 개선을 위한 근력운동

건강한 성인들에서 신체활동 및 운동량의 감소는 인슐린 저항성 및 복부지방 증가와 같은 부정적인 건강 문제들과 밀접한 관련이 있습니다. 따라서 규칙적으로 신체활동에 참여하고 운동을 수행하는 경우 착한 콜레스테롤로 알려져 있는 HDL 콜레스테롤 수치는 증가하고, 중성지방 수치는 감소하는 등 체중 조절, 혈압 감소, 지질 장애 등을 개선하는 데 큰 도움이 됩니다.

일반적으로 대사증후군 개선을 위해 권고되는 운동 지침은 건강한 성인을 위해 권고되는 사항과 크게 다르지 않습니다. 그러나 대사증후군을 동반하는 만성적인 질병 상태(심혈관질환, 당뇨병, 고혈압 등)를 포함하는 위험요인이 있을 경우에는 운동 전에 여러 가지 사항이 고려되어야 합니다.

대사증후군으로 인한 부정적인 건강 문제들을 개선하기 위해서는 최소 일주일에 150~200분 또는 매일 하루에 20~30분 정도의 중등도 강도(최대 운동 능력의 40~60%)의 운동을 수행해야 합니다. 특히 대부분의 대사증후군 환자들은 체중감량이 매우 중요한 목표이기 때문에 해당되는 경우 주당 약 250~300분 또는 하루에 50~60분씩 주 5일 정도로 운동량을 증가시켜 나가는 것이 좋습니다.

대사증후군 환자의 건강 개선에 운동이 미치는 효과를 조사한 연구에 따르면 근육량 증가 및 근력 향상을 목표로 저항운동(근력운동)을 수행할 때 저항운동과 유산소운동을 병행하여 복합 수행할 경우 유산소운동만 수행하였을 때보다 대사증후군의 유병률이 더 크게 감소하는 것으로 나타났습니다.

유산소운동과 근력운동을 함께 수행하는 복합운동을 주 2회 이상 실천하는 경우 이상지질혈증, 공복혈당장애, 고혈압 등 대사증후군의 위험요인들을 개선하는 데 큰 도움이 됩니다.

따라서 대사증후군 개선을 위한 운동에서는 유산소운동, 저항성 근력운동, 유연성운동의 조합을 모두 포함하는 순환운동의 형태로 운동을 실시하는 것이 효과적입니다. 순환운동은 정해진 반복 횟수나 시간 사이에 짧은 휴식 시간을 두고 수행되는 여섯 가지 이상의 운동을 조합하는 운동방법이며, 유산소성 심폐운동, 저항성 근력운동, 유연성운동 등을 한 번에 수행할 수 있다는 장점이 있습니다.

운동 강도는 본인의 체력 수준에 맞게 적절하게 조절하여 실시하는 것을 원칙으로 하며, 각 운동 사이에 불완전 휴식(동적 휴식)을 넣어 일련의 운동을 반복합니다. 또한 마지막 세트를 종료한 후에는 마무리 운동으로 동적 스트레칭을 수행하여 유연성 개선을 동시에 목표로 하는 프로그램으로 구성할 수 있습니다.

사례 소개

40대 주부 이○○ 씨가 1일 이상 지속되는 가슴 통증 증상으로 병원에 내원하였습니다. 문진 결과 당뇨병 및 고혈압의 과거력은 없었지만 어머니가 당뇨병과 고혈압 환자로 그녀는 당뇨병과 고혈압에 대한 가족력을 가지고 있었습니다. 이○○ 씨는 흡연자였으며, 자영업으로 인해 활동하는 시간이 거의 없고, 주로 앉아서 생활하는 시간이 많았습니다. 신장 및 신체조성 검사 결과 키 165cm에 체중은 82kg, BMI는 $32kg/m^2$로 비만으로 진단되었습니다. 수축기/이완기 혈압이 각각 160/110mmHg로 나타났으며, 공복 혈당은 120mg/dL였습니다. 중성지방 수치 또한 200mg/dL로 나타났습니다. 불균형한 식습관 및 불규칙적이고 비활동적인 생활습관으로 인해 대사증후군의 위험 요인 거의 모두에 해당하는 상태였습니다.

이○○ 씨는 영양사와 운동 전문가에게 의뢰되어 식이 조절과 운동 참여를 포함하는 적극적인 생활습관 수정을 권장받았습니다. 그리고 유산소운동, 저항성 근력운동, 유연성운동의 조합을 모두 포함하는 순환운동 프로그램을 처방받았습니다.

이○○ 씨는 스쿼트, 푸쉬업, 점핑잭, 런지, 플랭크, 사이드 플랭크로 구성된 순환운동을 3세트씩 반복하는 운동 프로그램을 수행하였습니다. 3개월간 열심히 식단 조절과 운동을 병행한 결과 체중은 7kg이 줄었고, 혈당과 중성지방 수치 등이 모두 개선되었습니다.

이○○ 씨의 순환운동 프로그램 진행 방법(20분 프로그램)

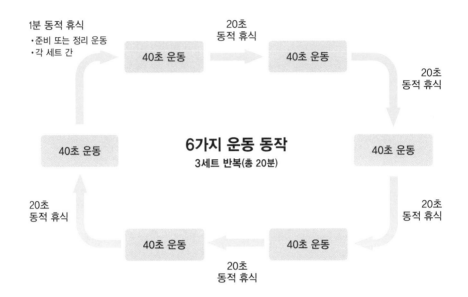

1분 동적 휴식
•준비 또는 정리 운동
•각 세트 간

20초 동적 휴식

40초 운동

40초 운동

20초 동적 휴식

40초 운동

6가지 운동 동작
3세트 반복(총 20분)

40초 운동

20초 동적 휴식

20초 동적 휴식

40초 운동

40초 운동

20초 동적 휴식

이○○ 씨의 순환운동 프로그램에 포함된 운동 동작

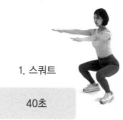

1. 스쿼트

40초

6. 사이드 플랭크

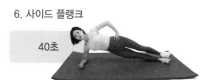

40초

2. 푸쉬업

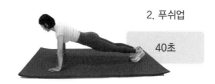

40초

5. 플랭크

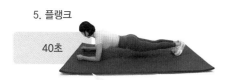

40초

3. 점핑잭

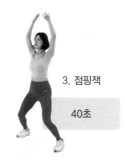

40초

4. 런지

40초

나도 왕년에는 팔팔했는데···
갱년기 극복을 위한
근육운동

03

갱년기와 근육의 관계

갱년기란 인체가 성숙기에서 노년기로 접어드는 시기를 나타내는 용어입니다. 남성과 여성 모두 호르몬의 변화로 인해 대개 45~55세 사이에 신체기능이 저하되기 시작하는데, 대표적으로 여성의 경우 생식기능이 없어지고 월경이 정지되며, 남성의 경우 성기능이 감퇴되는 현상이 나타납니다.

갱년기 증상은 신체적 노화와 함께 만성질환으로 진행될 가능성이 높고, 갱년기 증상이 심할수록 삶의 질이 저하됩니다. 특히 호르몬 변화에 따른 지질대사의 변화는 심혈관계질환의 유병률을 증가시키며, 우울, 고립, 위축, 짜증 등의 정신적 문제를 초래할 수 있습니다. 또한 체력 저하, 혈중 콜레스테롤 상승 등으로 신체적 건강상태 또한 악화되기도 합니다. 갱년기의 건강이 노년기의 건강으로 이어진다는 것을 고려하였을 때 이를 극복하고 건강을 개선하기 위한 효율적인 관리가 매우 중요합니다.

여성의 갱년기

평균 수명의 증가와 노년 여성의 비율이 증가하면서 폐경으로 인한 생리적 변화에 대한 관심이 높아지고 있습니다. 폐경이란 말 그대로 월경이 중단되는 것을 의미합니다. 여성은 대부분 40세 이후에 폐경을 경험합니다. 노화와 함께 난소 기능이 감소하기 시작하고, 결과적으로 월경 주기에 영향을 미치는 에스트로겐 분비가 점진적으로 감소합니다. 에스트로겐은 스테로이드 호르몬의 일종으로 특히 여성에게 매우 중요한 호르몬으로 알려져 있습니다. 이 호르몬은 여성의 성적 발달과 성장에 꼭 필요한 대표적인 성 호르몬이기 때문에 여성 호르몬이라고 불리기도 합니다.

여성에게 이러한 에스트로겐의 변화는 골밀도 및 체지방 분포에 중요한 영향을 미칩니다. 또한 심혈관질환의 위험성 증가 및 삶의 질 저하를 가져오고, 특히 폐경 후 여성들에서 흔히 나타나는 근육량 감소와 밀접한 관련이 있습니다. 관련 연구에 따르면 폐경 후 여성들은 근육량이 연간 0.6%씩 감소하며, 젊은 여성에 비해 근육 내 지방의 양이 두 배 이상 많은 것으로 나타났습니다. 신체적인 변화뿐만 아니라 생리적 변화가 폐경과 관련이 있습니다. 또한 폐경에 의한 생리적 변화들은 비만, 높은 혈당 및 인슐린 저항성, 이상지질혈증 및 고혈압과 같은 대사증후군의 위험 인자들을 증가시킵니다.

남성의 갱년기

남성 갱년기는 삶의 질과 성적 욕구를 저하시키는 징후 및 증상과 관련된 테스토스테론 수치의 감소를 주요 특징으로 합니다. 대표적인 남성 호르몬인 테스토스테론의 수치는 나이가 들어감에 따라 연간 1%씩 감소하며, 이러한 감소는 시간이 지남에 따라 점점 더 빨라지게 됩니다. 전 세계적으로 중년 남성의 테스토스테론 결핍은 40세 이상 남성의 23%에서 많게는 81%까지 영향을 미치는 것으로 보고되고 있습니다. 이러한 변화에 따라 갱년기 남성들은 다양한 측면에서 여러 가지 증상들이 나타날 수 있습니다.

신체적 측면에서는 전반적인 웰빙의 저하, 근력 감소, 근육 및 관절 통증, 불면증, 발한 및 육체적 피로를 포함하여 많은 변화가 관찰될 수 있습니다. 심리적 측면에서는 불안, 좌절, 우울한 정신 상태, 짜증, 신경 과민 등이 나타날 수 있습니다. 성적인 측면에서는 성기능 및 빈도, 성적 욕구 저하, 아침 발기 횟수 감소 등의 증상이 나타납니다.

여성 갱년기와는 대조적으로 남성 갱년기는 서서히 발병되고, 느리게 진행되는 것이 특징입니다. 테스토스테론은 남성과 여성에서 모두 존재하며, 모든 성별에서 중요한 역할을 하지만 특히 남성에게 있어서 근육량 발달과 유지에 매우 중요합니다. 노인 남성의 경우 근육의 양과 기능에 대한 영향은 테스토스테론 농도와 관련이 있습니다.

갱년기 증상 개선을 위한 근력운동

여성과 남성 모두에서 갱년기의 부정적인 영향은 근육 및 골 조직에서 나타납니다. 근육 조직과 관련하여서는 근감소증 및 수축의 변화가 나타납니다. 가장 흔한 변화는 결합 조직과 근육내 지방의 증가, 속근섬유의 감소, 지근섬유의 증가, 성 호르몬 수용체의 감소입니다.

그러나 갱년기에 따른 근감소증의 기전은 아직까지 명확하게 정의하기는 어렵습니다. 이는 근감소증이 연령, 낮은 수준의 신체활동 및 신체의 염증 과정과 같은 여러 요인에 의해 영향을 받기 때문입니다. 분명한 것은 여성과 남성 모두 성 호르몬의 감소가 근육량 감소와 직접적, 간접적으로 관련되어 있다는 것입니다.

여성의 경우 특히 폐경 직후에 에스트로겐 수치가 눈에 띄게 감소하기 시작하며, 남성의 경우에도 노화와 함께 테스토스테론 수치가 점차 감소하게 되며 이러한 감소는 근육량 감소 및 근력 저하에 영향을 미칩니다. 갱년기 여성과 남성의 근육 손실을 개선하는 데 저항성 근력운동이 효과적입니다. 관련된 연구에 따르면 갱년기 환자들을 대상으로 3개월 간 호르몬 보충 요법만 시행한 환자들보다 근력운동과 호르몬 치료를 병행한 환자들이 혈중 테스토스테론 수치가 더욱 증가하였고, 그 효과의 지속성도 두 배 가까이 향상되었습니다.

따라서 갱년기에 따른 심리적, 신체적 증상을 개선하기 위해서는 적극적으로 근력운동 프로그램을 수행하는 것이 매우 중요합니다.

근육량 및 근력 증가를 위한 운동의 빈도는 각 주요 근육군에 대해서 주당 2~3일 수행하도록 권고하고 있으며, 48시간 이내에 동일한 근육에 같은 운동 자극이 겹쳐지지 않도록 해야 합니다. 운동의 강도는 1세트에 8~12회 실시할 수 있는 무게 또는 저항으로 2~4세트 수행하는 것이 효과적입니다. 도구 또는 기구를 써서 근력운동을 하는 것이 부담되고 힘들 경우에는 본인의 체중을 사용하는 체중 부하운동만으로도 충분히 효과를 볼 수 있습니다.

사례 소개

52세 남성 강○○ 씨는 언제부턴가 잦은 짜증과 불안, 우울감, 신경 과민 등을 겪기 시작했습니다. 또한 성적인 욕구가 전혀 생기지 않고, 체력적으로도 매우 힘들다고 느끼는 상태가 지속되었습니다. 결국 병원에 내원하여 다양한 검사를 받아본 결과 테스토스테론 수치가 정상보다 크게 감소한 상태였고, 무기력을 동반한 남성 갱년기로 진단되었습니다.

강○○ 씨는 운동 전문가에게 의뢰되어 근육 손실과 체력을 개선하기 위한 저항성 근력운동 프로그램을 처방받았습니다. 하지 근육량이 많이 감소하고 약해진 상태였기 때문에 둔부 근육 및 대퇴사두근 등의 근육량을 증가시키는 데 주로 초점을 맞추었습니다.

3개월간 열심히 근력운동을 수행한 결과 내장지방 수치 및 근육량이 크게 개선되었고, 특히 근력 검사에서 20% 이상 하지 근력이 개선된 것으로 나타났습니다. 또한 짜증과 불안 등이 예전에 비해 많이 줄고 테스토스테론 수치가 정상 수준으로 회복되었습니다.

1. 브릿지 : 무릎 굽히고 누워서 엉덩이 들기

운동 효과 : 둔부 및 코어 근육 강화

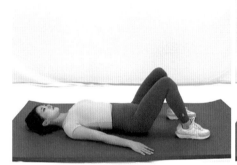 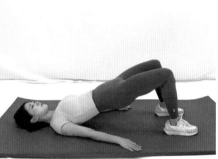

브릿지

2. 데드버그 : 누워서 팔다리 교차 뻗기

운동 효과 : 코어 근육 강화, 협응성 개선

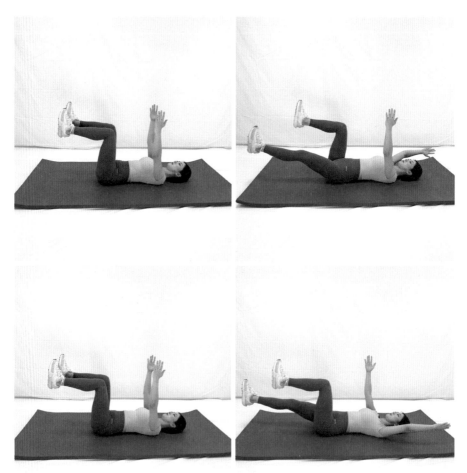

데드버그

3. 버드독 : 네발기기 자세에서 팔다리 교차 뻗기

운동 효과 : 둔부 및 코어 근육 강화, 협응성 개선

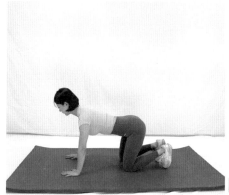
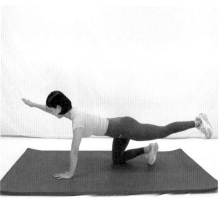
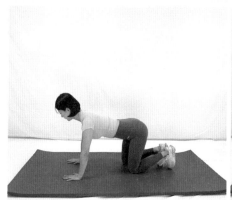
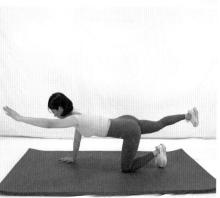

버드독

4. 점핑 스쿼트 : 제자리 점프 후 무릎 굽히며 착지하기

운동 효과 : 대퇴사두근, 햄스트링, 둔부 및 종아리 근육 강화

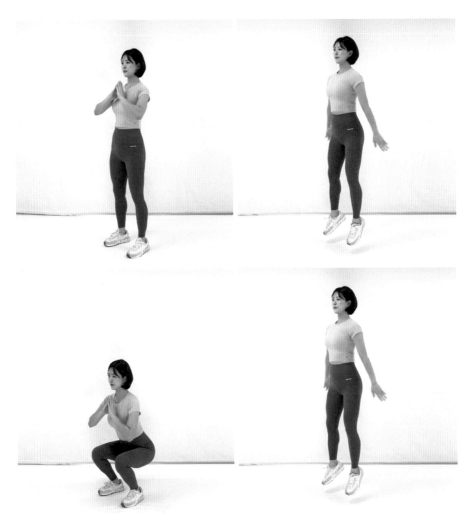

점핑 스쿼트

5. 점핑 런지 : 런지 후 점핑하며 발바꿔 무릎 굽히기

운동 효과 : 대퇴사두근, 햄스트링, 둔부 및 종아리 근육 강화

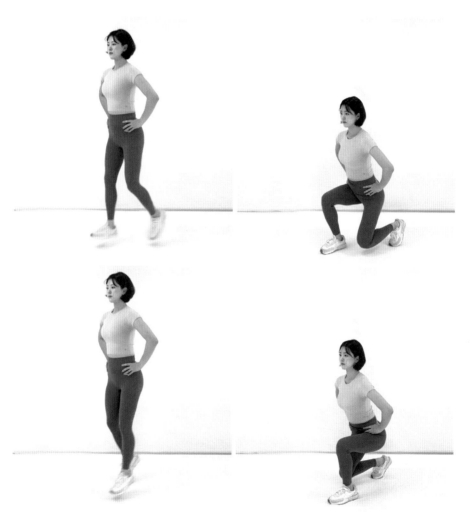

점핑 런지

6. 스텝업 : 한발로 계단 오르며 반대쪽 무릎 들어올리기

운동 효과 : 대퇴사두근, 햄스트링, 둔부 및 코어 근육 강화

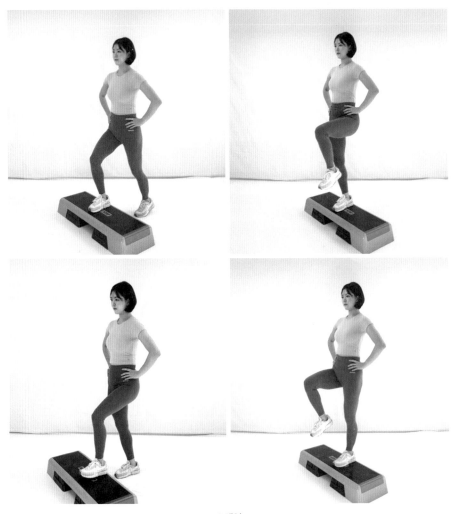

스텝업

내 몸이 속 빈 강정?
골다공증 개선을 위한
근육운동

골다공증과 근육의 관계

뼈는 우리 몸에서 가장 중요한 조직 중 하나입니다. 신체의 골격을 이루는 가장 단단한 조직으로 칼슘과 인을 저장하며 폐, 심장 등 주요 장기를 보호하고 있습니다. 혈액 생성 장소인 골수도 뼈의 보호를 받고 있습니다. 또한 우리 몸을 지탱하는 대들보 역할을 하는 중요한 조직이기도 합니다. 대부분의 사람은 뼈를 단순히 몸을 지탱하는 딱딱한 구조물 정도로 인식하지만, 실제로는 살아 있는 조직입니다.

건강한 뼈 상태를 유지하기 위해 우리 몸 안에서는 항상 오래된 뼈 조직은 분해되어 흡수되고, 새로운 뼈 조직이 형성되어 대체되는 골대사(bone metabolism)가 일어나고 있습니다. 일생 동안 뼈의 양이 최대인 시기는 20~30세 경이며, 30세 이후부터는 뼈의 질량 증가가 멈추기 시작합니다. 그 때부터 우리 몸 내에서 뼈 건강을 위한 목표는 가능한 한 오랫동안 뼈를 최대한 많이 유지하는 것으로 변경됩니다. 그러다 50세 이후가 되면 새롭게 형성되어 대체되는 뼈보다 분해되어 흡수되는 뼈가 더 많아지기 시작합니다. 특히 여성의 경우에는 폐경 후부터 호르몬 변화로 인해 급격하게 뼈의 소실이 발생하게 되며, 남성보다 더 높은 골다공증의 유병률을 나타냅니다.

골다공증은 뼈의 양이 감소하고, 미세 구조의 변화로 뼈가 쉽게 부러질 정도로 약해지는 질병입니다. 가장 흔하게 골절이 발생하는 부위는 척추, 고관절, 손목 등입니다. 골다공증은 실제로 뼈가 부러지기 전까지는 크게 변화를 느끼지 못할 수 있고, 임상적 증상이 발생하기까지 오랜 잠복기를 갖기 때문에 '침묵의 질병' 또는 '조용한 도둑'이라고도 불립니다.

갱년기(폐경) 여성의 약 30%가 골다공증에 해당되며, 50%가 골다공증의 전단계인 골감소증 상태를 나타냅니다. 골다공증의 가장 큰 문제는 골절의 위험이 증가한다는 것입니다. 따라서 골다공증 치료의 가장 큰 목적은 골절을 예방하는 데 있습니다. 골다공증 환자는 가벼운 외상으로도 골절이 발생할 수 있으므로 뼈의 강도를 증가시키기 위한 근력운동과 낙상을 예방하기 위한 균형 훈련을 함께 실시해야 합니다.

골다공증 개선을 위한 근력운동

　규칙적인 신체활동이 건강에 매우 유익하다는 것은 우리가 익히 잘 알고 있는 사실입니다. 하지만 모든 형태의 운동이 반드시 골 형성을 일으키는 것은 아닙니다. 수영, 자전거 타기, 걷기와 같은 단순한 형태의 유산소운동들이 심폐 건강, 체중 조절 등과 같은 건강 상의 이점을 가지고 있긴 하지만 필요한 만큼의 부하를 제공하지 못할 경우에는 골다공증을 개선하는 데 있어서 크게 도움이 되지 않을 수 있습니다. 골 형성을 촉진하는 유익한 자극을 주기 위해서는 뼈에 적절한 충격이 가해지는 부하 운동을 수행하는 것이 좋습니다. 가능하다면 점진적으로 충격 부하의 양을 증가시켜 나가는 것이 골 건강에 유익합니다.

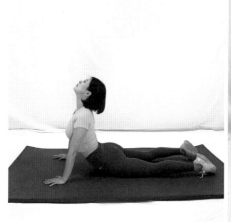

골다공증 환자가 피해야 할 코브라 자세

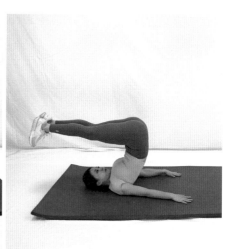

골다공증 환자가 피해야 할 쟁기 자세

다만 골절, 특히 척추 골절 발생의 위험을 항상 조심해야 하기 때문에 너무 과도한 충격을 수반하는 운동, 척추의 과도한 비틀림, 굽힘, 젖힘, 압박이 요구되는 특정한 운동 동작들은 피해야 합니다. 코브라 자세, 쟁기 자세 등은 피하는 것이 좋습니다.

뼈를 보호하는 근육의 양과 힘을 점진적으로 증가시키기 위한 노력이 필요하며, 가능한 경우 줄넘기, 팔 벌려 뛰기 등과 같은 가벼운 충격이 수반되는 형태의 운동들이 도움이 됩니다. 또한 낙상 예방을 위해 운동 계획에 근력운동과 더불어 균형운동을 포함하는 것이 중요합니다.

다만 운동을 시작하기 전에 반드시 의사 및 운동 전문가와 상의하여 골밀도를 포함하는 의학적 상태와 신체 건강을 평가해야 합니다. 특별히 주의해야 할 위험사항이 무엇인지, 나에게 적절한 형태의 운동이 어떤 것인지를 확인해야 합니다.

사례 소개

52세 여성 손○○ 씨가 정형외과에 내원하였습니다. 병원을 찾은 이유는 약을 먹어도 지속되는 허리 통증 때문이었습니다. 잦은 통증으로 밤에 잠을 자기도 쉽지 않다고 했습니다. 신체검사를 실시해보니 예전보다 키가 2cm 감소한 상태였고, 골밀도 검사에서 T-점수가 -2.7점으로 나타나 골다공증이었습니다.

손○○ 씨는 골 형성을 촉진하는 유익한 자극을 주기 위해서 뼈에 적절한 충격이 가해지는 체중 부하 운동 프로그램을 처방받았습니다. 3개월 간 칼슘이 풍부한 식단으로 구성된 영양 섭취와 병행하면서 본인의 골밀도 및 체력 수준에 맞는 적절한 체중 부하 운동을 실시하였습니다. 3개월 후 손○○ 씨는 골밀도와 근육량이 개선되었고, 일상생활에서도 요통을 거의 느끼지 않고 생활할 수 있을 만큼 증상이 개선되었습니다.

1. 스쿼트 : 양발 좌우로 벌리고 깍지 끼고 무릎 굽히며 앉기

- 운동 효과 : 대퇴사두근, 햄스트링, 둔부 근육 강화

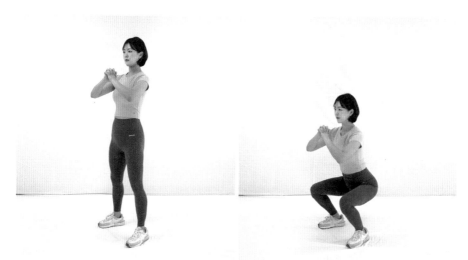

깍지 끼고 스쿼트

2. 런지 : 양발 앞뒤로 벌리고 무릎 굽히며 앉기

　– 운동 효과 : 대퇴사두근, 햄스트링, 둔부 근육 강화

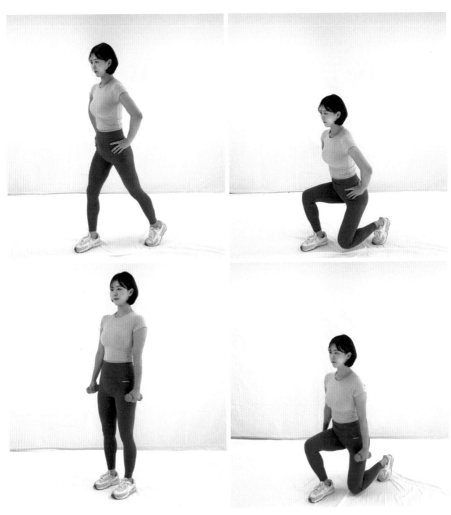

上 런지 ・ 下 덤벨 런지

3. 카프 래이즈 : 양발 뒤꿈치 들고 균형 잡기

　- 운동 효과 : 종아리 근육 및 균형 능력 강화

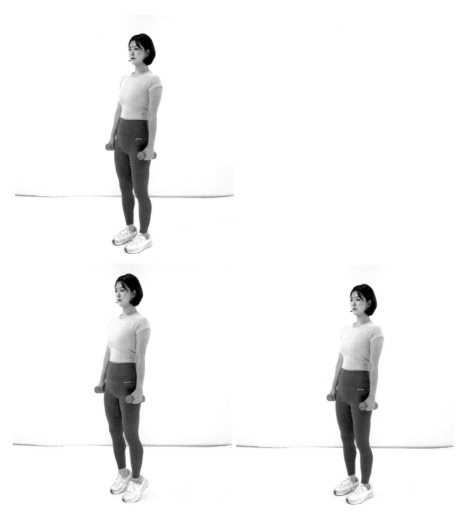

카프 래이즈

4. 점핑잭 : 팔 벌려 뛰기

- 운동 효과 : 전신 근육 동원 및 골형성 촉진

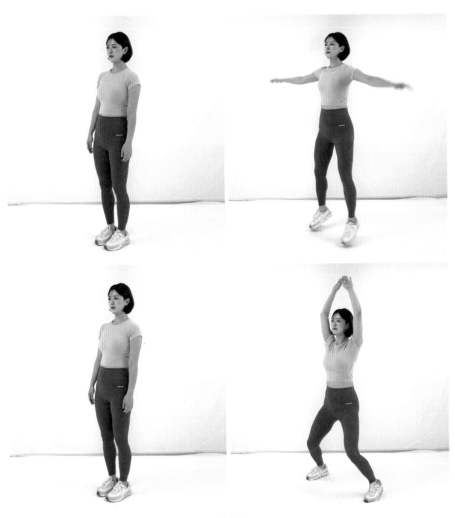

점핑잭

5. 앞뒤로 레그 스윙 : 한발로 균형 잡고 반대 발 앞뒤로 흔들기

- 운동 효과 : 발목 및 균형 능력 강화, 둔부 및 코어 근육 강화

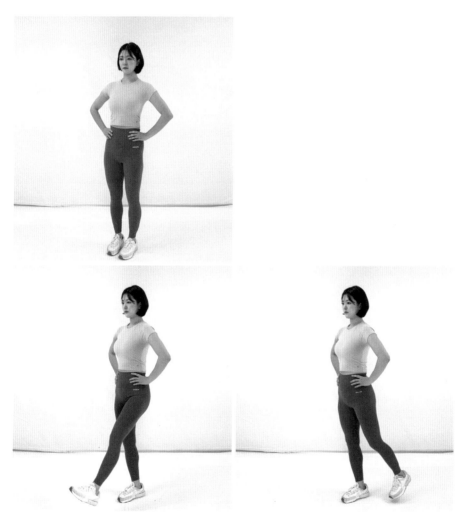

앞뒤로 레그 스윙

6. 좌우로 레그 스윙 : 한발로 균형 잡고 반대 발 좌우로 흔들기
- 운동 효과 : 발목 및 균형 능력 강화, 둔부 및 코어 근육 강화

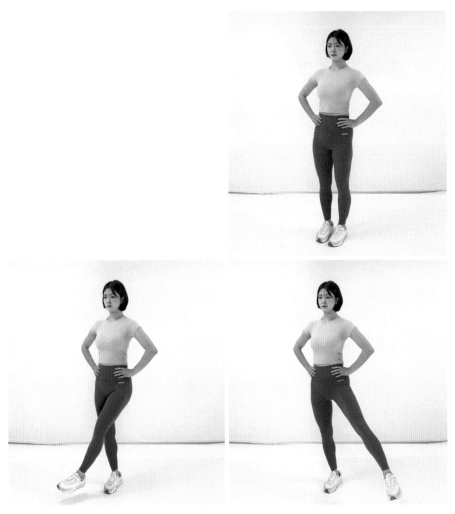

좌우로 레그 스윙

근육 부자가 진짜 부자!
근감소증 개선을 위한
근육운동

근감소증과 근육의 관계

우리 몸을 이루고 있는 주요 성분인 근육, 지방, 뼈 등의 상대적인 비율을 신체 구성이라고 합니다. 이러한 신체 구성의 변화는 노화에 따른 대표적인 현상입니다. 예전부터 연령이 증가함에 따라 나타나는 지방 증가와 근육 감소의 치료 및 예방법에 대한 많은 연구와 노력이 이루어졌습니다. 하지만 요즘은 특별한 병적 문제 없이 근육량이 감소하고 근력이 저하되는 '근감소증'이 중요한 문제로 떠오르고 있습니다.

근감소증이란 노화에 따른 자연스럽고 점진적인 근육량의 감소를 의미합니다. 신체활동 부족과 높은 관련이 있으며, 근력 검사를 통해 평가할 수 있습니다. 근감소증은 단순히 근육의 양적 감소뿐만 아니라 근력의 감소가 동반되는 상태를 의미합니다. 나이가 들어감에 따라 나타나는 근육량과 근력의 변화는 운동 능력의 저하와 관련이 있기 때문에 특히 고연령층일수록 낙상과 골절의 위험성이 증가하게 됩니다. 또한 일상 생활에서의 활동 능력이 떨어지면서 신체활동이 부족해지기 때문에 여러 가지 질병을 야기하는 원인이 됩니다.

근감소증의 원인은 매우 다양하고 복합적이지만 노화에 따른 자연적인 현상이라는 것이 공통적인 의견입니다. 특히 근육을 이루는 근섬유의 종류 중 빠르고 강하게 힘을 발휘하는 데 관여하는 속근섬유가 크게 감소하는 것이 특징입니다. 또한 근감소증에 따른 체력 저하는 당뇨, 고혈압, 고지혈증과 같은 대사질환들의 유병률과 관련이 있습니다.

나도 근감소증일까? 근감소증 진단 방법

1. 종아리 둘레 측정 : 남성은 34cm 미만, 여성은 33cm 미만일 경우

2. 악력 검사 : 남성은 28kg 미만, 여성은 18kg 미만일 경우

3. 5회 의자에 앉았다 일어나기 : 남녀 모두 12초 이상일 경우

체력은 노화에 따라 저하되는 것이 일반적이며, 신체활동과 운동의 부족이 가장 큰 원인입니다. 이러한 문제에 대해서 우리나라뿐만 아니라 전세계적으로 관심을 기울이고 있으며, 노년층의 건강하고 행복한 삶을 위해 규칙적인 신체활동과 적절

한 근력운동이 매우 중요하게 강조되고 있습니다.

위에서 소개한 자가 진단 방법으로 평가하였을 때 하나 이상에 해당하는 경우에는 병원 또는 전문 클리닉에 내원하여 근감소증과 관련된 체계적인 진단을 받아보는 것이 좋습니다. 만약 전문적인 진단에서도 근감소증으로 진단될 경우 근육량과 근력을 증가시키기 위해 신체활동과 근력운동을 적극적으로 수행해야 합니다.

근감소증 개선을 위한 근력운동

운동은 근육량을 증가시키고, 체지방을 감소시키며, 근력, 근지구력, 면역 기능 및 심폐 건강을 향상시킵니다. 따라서 근감소증이 있는 사람들이 건강을 개선하기 위해서는 반드시 적절한 운동을 병행해야 합니다.

유산소운동은 근육 내에 있는 에너지 생산 공장인 미토콘드리아의 에너지 대사를 촉진하고, 근육의 단백질 합성을 증가시키는 데 기여합니다. 저항성 근력운동은 근육의 비대를 자극하고, 단백질 합성과 분해 사이의 균형을 조절함으로써 근력을 증가시키기 때문에 근감소증을 예방하는 핵심적인 방법입니다. 규칙적인 근력운동은 근육 섬유 중에서도 특히 속근섬유의 크기와 단면적을 증가시키는 것으로 알려져 있습니다. 근육의 단백질 합성 증가 및 근섬유의 비대는 강한 힘을 생성하는 능력을 증가시킵니다. 이렇듯 유산소운동과 근력운동이 모두 근감소증 개선에 있어서 중요한 영향을 미치기 때문에 어느 한 가지 형태만 실시하기 보다는 복합적으로 잘 조합하여 수행하는 것이 가장 좋습니다. 또한 근력 저하와 함께 균형 및 자세를 조절하는 기능들이 함께 약해질 수 있기 때문에 낙상으로 인한 부상을 예방하기 위해서 협응성을 함께 향상시킬 수 있는 형태로 근력운동을 실시하는 것이 좋습니다.

사례 소개

67세 여성 남○○ 씨는 1년 사이에 48k이었던 체중이 44kg으로 줄고 근육량이 줄어 걱정이 많았습니다. 젊었을 때는 건강하고 튼튼한 체력이 제일 큰 자랑이었는데 현재는 근력 저하, 하지 무력감, 피곤 등으로 인해 아무것도 하기 싫고 모든 일이 힘들어졌습니다. 왜 이런 상태가 된 것인지 확인하고 치료하기 위해 병원에 내원하여 체성분, 근력, 체력 등을 평가하는 다양한 검사를 받았고, 검사 결과 근감소증을 진단받았습니다.

남○○ 씨는 담당 전문의에게 근육량 증가 및 체력 개선을 위해 단백질이 풍부한 식단을 섭취하면서 유산소운동과 근력운동을 병행하라는 처방을 받았습니다. 근력 운동 프로그램은 근육량 증가뿐만 아니라 균형 능력을 함께 개선하기 위해 팔과 다리를 조화롭게 움직이면서 실시하는 협응성 운동 프로그램들로 구성되었습니다. 3개월 후 손○○ 씨는 체중이 44kg에서 46.4kg으로 증가하였고, 근육량이 18.7kg에서 19.5kg으로 개선되었습니다. 하체 근력은 운동 전보다 40% 증가하였으며, 균형 능력 및 보행 속도도 눈의 띄게 개선되었습니다.

1. 스쿼트 + 덤벨 숄더 프레스 :
스쿼트 자세로 앉으면서 덤벨 든 팔 만세하기

- 운동 효과 : 어깨 삼각근, 상완삼두근, 대퇴사두근,

  햄스트링 및 둔부 근육 강화, 협응성 개선

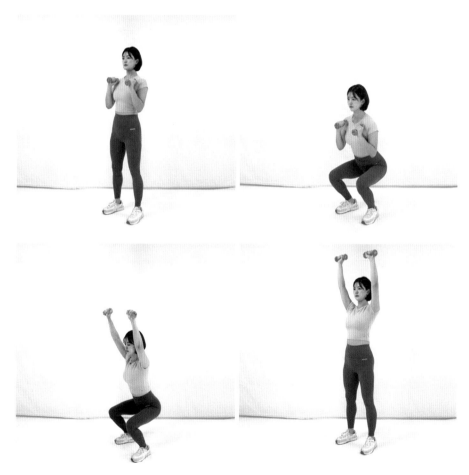

스쿼트 + 덤벨 숄더 프레스

2. 밖으로 양팔 벌려 런지 :
덤벨 들고 런지하면서 밖으로 양팔 벌리기
 - 운동 효과 : 어깨 삼각근, 대퇴사두근, 햄스트링 및

   둔부 근육 강화, 협응성 개선

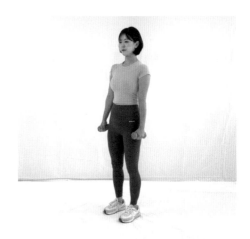

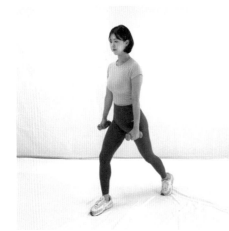

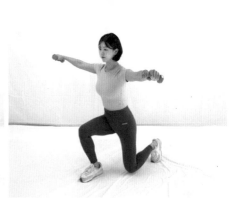

밖으로 양팔 벌려 런지

3. 밖으로 다리 들며 스쿼트 :

스쿼트 자세로 앉았다 일어나며 한쪽 다리 밖으로 들기

- 운동 효과 : 대퇴사두근, 햄스트링 및 둔부 근육 강화,

  협응성 개선

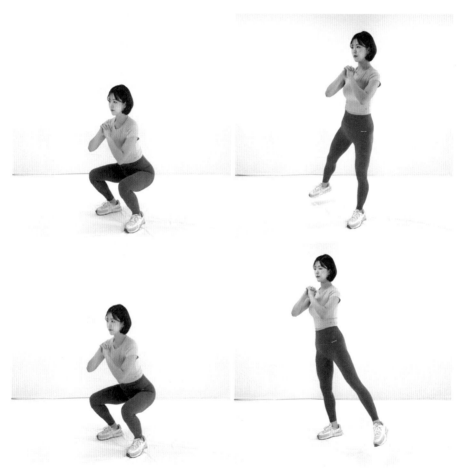

밖으로 다리 들며 스쿼트

4. 덤벨 들고 런지 :

덤벨 들고 양발 앞뒤 벌리고 앉았다 일어나며

한쪽 무릎 앞으로 들기

- 운동 효과 : 대퇴사두근, 햄스트링, 둔부 및 코어 근육 강화, 협응성 개선

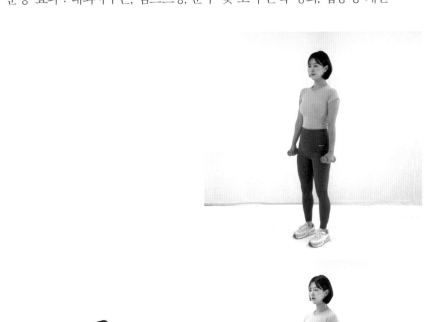

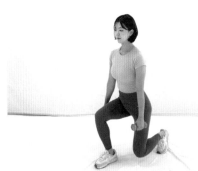
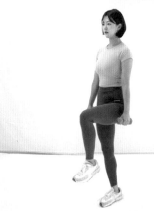

덤벨 들고 런지

5. 회전하며 런지 :
양발 앞뒤 벌리고 앉으면서 몸통 회전하기

- 운동 효과 : 대퇴사두근, 햄스트링, 둔부 및 코어 근육 강화,

협응성 개선

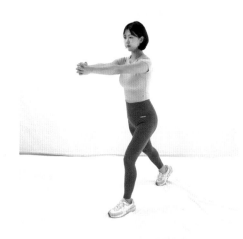

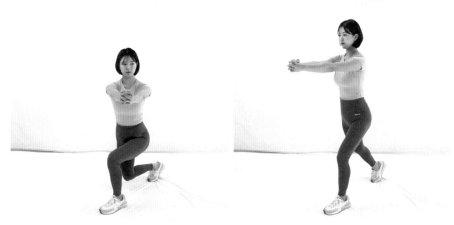

회전하며 런지

100세 건강의 비밀

근육혁명

초판 1쇄 발행 · 2023년 1월 16일
초판 2쇄 발행 · 2023년 3월 6일

지은이 · 하정구, 정규성, 공두환, 김진성, 최문영
펴낸이 · 이종문(李從聞)
펴낸곳 · (주)국일미디어

등   록 · 제406-2005-000025호
주   소 · 경기도 파주시 광인사길 121 파주출판문화정보산업단지(문발동)
영업부 · Tel 031)955-6050 | Fax 031)955-6051
편집부 · Tel 031)955-6070 | Fax 031)955-6071
평생전화번호 · 0502-237-9101~3
홈페이지 · www.ekugil.com
블 로 그 · blog.naver.com/kugilmedia
페이스북 · www.facebook.com/kugilmedia
E-mail · kugil@ekugil.com

· 값은 표지 뒷면에 표기되어 있습니다.
· 잘못된 책은 구입하신 서점에서 바꿔드립니다.

ISBN 978-89-7425-872-6(03510)